医学博士
河村宗典
特定医療法人 誠仁会 協和病院名誉院長

30年間の
臨床例から

水が教えてくれたこと

KKロングセラーズ

まえがき

――水を無視して生命を語ることはできない

　水は、現宇宙の始まった一三八億年前のビッグバン以来、宇宙に遍在する物質といわれています。

　私たち地球の生物は、すべて水の中で発生したものと考えられていますから、天文学者も地球外の天体に水の存在が証明されれば、必ず生命体の存在の痕跡を求めようとします。

　しかし、宇宙は無限に広いことから、全く水と関係のない生命体が存在するかもしれませんが、私たち水の中に生まれた生命体にとっては、そのような生命体は単なるSF的な興味はあっても、まったく親しみを持つことはできません。

　生命体は水に生命が宿ったものと直感的に確信しています。これが宇宙の普遍的な真理ではないでしょうか。

それならば、水を知らずして、あるいは水を無視して生命を語る資格はないといってもよいのではないでしょうか。


私は、五〇年間医師としてヒトという生命体とかかわってきました。そのうち後半の三〇年は、水とのかかわりから多くの患者さんとの出会いを経験してまいりました。

また一〇年前からハイパーサーミア（電磁波温熱療法）というがん治療を始めました。

それにより、多くのがんの患者さんと真剣に向き合ってきた結果、現代医学や現代医療のおかれている現状が別の視点から見えてきました。

そこから教えられ、考えたことをまだ現役で働いている今振り返ってみることは、現在病気で悩み、途方に暮れておられる方達に少しはお役に立つことがあるかもしれないと、たまたま何人かの方から、本にまとめてはとすすめられたこともあり、思い切って筆を取った次第です。

難しい理屈はもとより私の能力の及ぶところではありませんので、それは専門家にお任せすることにして、本書は私の出会った患者さんやその出会いから教えられた、いわば私の体験談とお考えいただければと思っております。

不首尾の点が多々あると思いますが、大方のご批判、ご講評をいただければ幸いです。

河村宗典

目次

第二章　活性酸素を消す電解還元水（電解水素水）

第三章 電解還元水（電解水素水）はどう作り、どう飲むか

第五章 アトピー性皮膚炎の克服に向かって

第六章 現代のがん治療に思うこと

第一章

私たちが出会った「飲むだけで病気が改善する水」

「この水は革命だ！」

私が水に興味を持ったのは、一九八五年、今から三〇年前です。ある偶然の機会に、水道水の電気分解装置とそれによって生成された陰極水（アルカリイオン水といわれていた）について、私の大学入学以来の、尊敬すべき先輩でもあり、良き友人でもありました、今は亡き林秀光先生とともに、知ったときからです。

私は、それまで特別に水に興味を持っていたわけではなく、むろん大学でも、水についての講義を受けたこともありませんでした。私が最も注目したのは、林先生が思い立って二カ月にわたって全国を回り、集めて来たこの水を飲用している方たちの多くの自筆の体験談でした。

その方たちの多くは、病気の方で、それぞれ治療を受けておられたが、治療経過に満足できずにいたところ、口づてに聞いたこの水を飲用して、非常に良い経過をたどったり、良い感触を経験したというもので、病気は多岐に渡っていました。

最初、私はにわかには信じられませんでした。

そのときに林先生がいいました。「この水は革命だぞ。このままなら今に西洋医学はぶっつぶれるぞ」

なんと過激な言葉か、そのときはよく理解できませんでした。今思えば、まさに至言でした。

次いで「今すぐ、この水を病院に導入しろ」有無をいわせずにたたみかけました。

私は曲がりなりにも医者の端くれです。主治医の知らないところで勝手に水を替えて、勝手に良くなっているということに正直ある意味で抵抗を感じました。

しかし、よく考えてみると、私たち医師が、医学が、十分に患者さんのニーズに応えきれていないことも事実です。

だいいち患者さんは、まさに命をかけておられるわけで、自分の体験に多少の誤解や、思い込みがあったとしても、嘘をおっしゃる理由はないわけです。

病院に導入した厚生省が認可した電気分解装置

それなら一度この水を試してみようということになったのです。それでもその前に、この水によって病状が改善する理屈を知らなければ、いきなり患者さんに勧めることはできません。

林先生とともにいろいろ文献を調べたり、専門家を訪ねましたが、納得のいく説明に出会うことはありませんでした。

その過程で、一九六六年に当時の厚生省がこの「電気分解装置で生成した陰極水飲用により慢性下痢症、消化不良、胃腸内異常発酵、制酸および胃酸過多等の胃腸障害の改善に医薬品様効果があることを認め、電気分解装置を家庭用医療機器として使用することを許可」していることを知りました。

しかし、なぜそのような現象が起こるのかはよくわかりませんでした。

この装置は、水道水を電気分解するもので、昭和二〇年代の終わり頃に日本で発明されました。

原型は、水道水汲み置き型で、整水時間が二〇分以上と長く、一回にできる量もせいぜい二〜三リットルと飲料水として使うには効率の悪いものでした。

一九七九年に水道蛇口直結型の電解水生成器が認可されてからアルカリイオン水とよばれるようになったそうです。

私がこの水を知ったのは、これより数年後のことだったのです。

とにかく、この水を使用して実害があったという経験談に触れることもありませんでした。また厚生省も認可していることだし、あまり納得のいかないまま、私が院長をしている神戸の協和病院に導入し、臨床実験に向かって見切り発車をしたわけです。

あらゆる病気に試み、病状の改善がみられた「この水」

このようにして私たちは、またたくまにこの水の持つ不思議な力に魅了され、私は、もっぱら臨床実験に、林先生は、理論構築に専念し、ほとんど毎日のようにディスカッションに明け暮れておりました。

実際、ありとあらゆる病気の方にこの水を試みましたが、程度の違いはあれ、いろいろな形で病気や病状の改善がみられて、水によって悪化したという経験はほとんどありませんでしたし、患者さんからクレームをうけた記憶もまったくありません。

私たちは乏しい医学知識でこの水の説明をいろいろ試みましたが、すべてに納得できる説明がつけられないでいるうちに、一九九〇年代になって、医学界で活性酸素が老化や病気の原因であるということが少しずつ叫ばれるようになって来ました。これがひとつの大きなヒントとなりました。

水による臨床成績に基づいてつくりあげた理論や仮説を、林先生は何冊もの本やテレビによって世間に発信しました。

今思えば、それまでは、顧みられることも少なく、日陰で細々と息をついていた電解水は、彼のなみなみならぬ努力と才能によって還元水として日の目をみることになったのです。

その林先生は、三年前、不意の病でこの世を去りました。私にとって、水に関しては恩師というべき方でありました。

彼なくして私は水を知ることはなかったのです。この場をお借りして、心よりご冥福をお祈り致します。

病気の原因・活性酸素を消す活性水素

私たちが避けることのできない老化、あるいは病気の原因は、生きるために必然的に行っている酸素呼吸の結果、体内に発生する猛毒の活性酸素です。

そのために酸素呼吸を行う生物は、すべてそれらの活性酸素を消去する必要があり、抗酸化物質すなわち還元物質を体内で合成しているわけです。

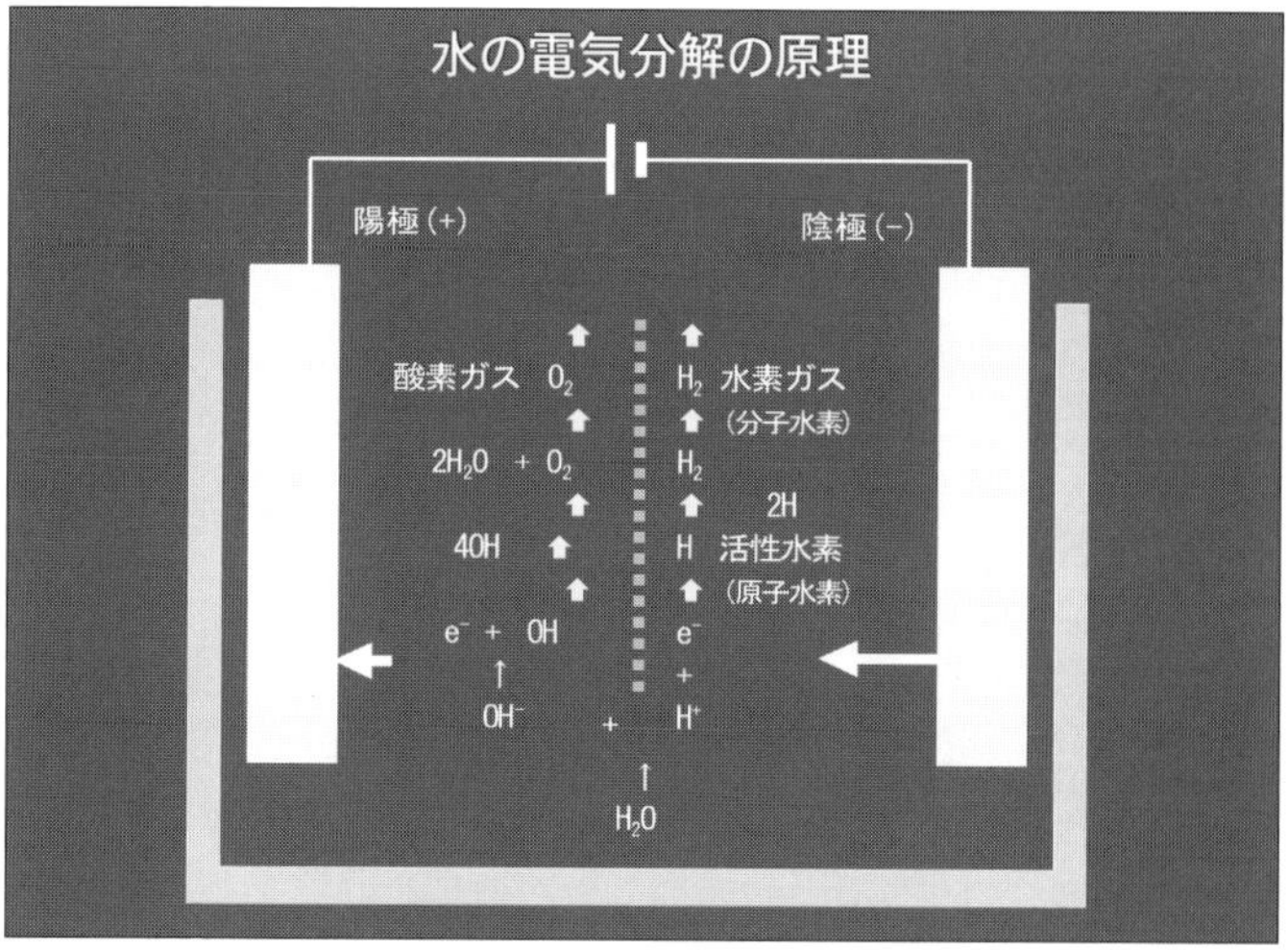

それなのになぜ現代人は、天寿を全うする人は少なくて、老化が早く、またいろいろな病気に罹るのでしょうか。

どうやら、現代人は、自前の抗酸化物質では、活性酸素を十分に消去しきれない、すなわち、酸化力の過剰な過酸化状態に陥っているのではないのか、という疑問と同時に、この電解水が体内で過剰な活性酸素を消去する還元力を持っているのではないかと仮定すると説明がつくことに気がつきました。

確かに調べると、陰極水は、電気分解の結果、多量に発生した水素分子を含有しています。

つまり、陰極では水素が多量に発生しており、飽和すれば水素ガスの気泡として確認できるのです。

私たちは、水素は酸素に対して還元力を持っているはずだから、この水は、還元力を持っているにちがいないということで納得し、電気分解してできた還元力を持った水、すなわち電解還元水と呼ぶことにして、ついにこの水の謎が解けたと有頂天になっておりました。


そして幸いなことに、林先生の一冊の著書が取り持つ不思議な縁で、このことが、九州大学の農学部の白畑實隆教授の知られるところとなり、電解装置メーカー日本トリムとの共同研究が始まりました。

その結果を白畑先生が一九九七年にアメリカのB.B.R.C.(Biochemical and Biophysical Research Communications)誌に発表されたことにより、この水、電解還元水が科学的に実証されたことになったのです。

その概略は、「電解陰極水はアルカリ性を示し、多量の分子状溶存水素をふくみ、マイナスの酸化還元電位すなわち還元電位を示しており、活性酸素の理想的消去物質である活性水素（原子状水素）が電気分解時に陰極側に生成される」というものでした。ここに初めて還元力を持っている飲料水という概念が生まれたのです。

人体実験第一号――〈糖尿病〉治療中の我が病院職員

電解水に関しては、患者さんの体験談が唯一の頼みの綱です。しかし当初は理論的なことはほとんどわからないまま、見切り発車となったわけですが、さすがにいきなり患者さんに勧めるわけにもいかなくて、まずは自分で家族とともに試してみることにして、電解装置を購入しました。

さあ始めようとした矢先に、ある一人の男性が、ぜひ私にも水を試させて欲しいと頼み込んできました。

彼は、五九歳の私の病院の職員で、当院内科で糖尿病の治療を受けていました。

私は、まだ誰にも試したことがないのでと、いったんは断りましたが、彼は、非常に熱心に食い下がります。

たしかに彼は治療を受けていながらいつもしんどそうにしており、こちらから仕事を頼みにくい状態が続いており、それが彼の悩みの種でもあったのでしょう。

もし、今までの治療で満足できていたら、その当時わけのわからない胡散臭い水に飛びつくはずがありません。

私が、林先生が集めて来たいろいろな体験談を院内のあちこちで話している

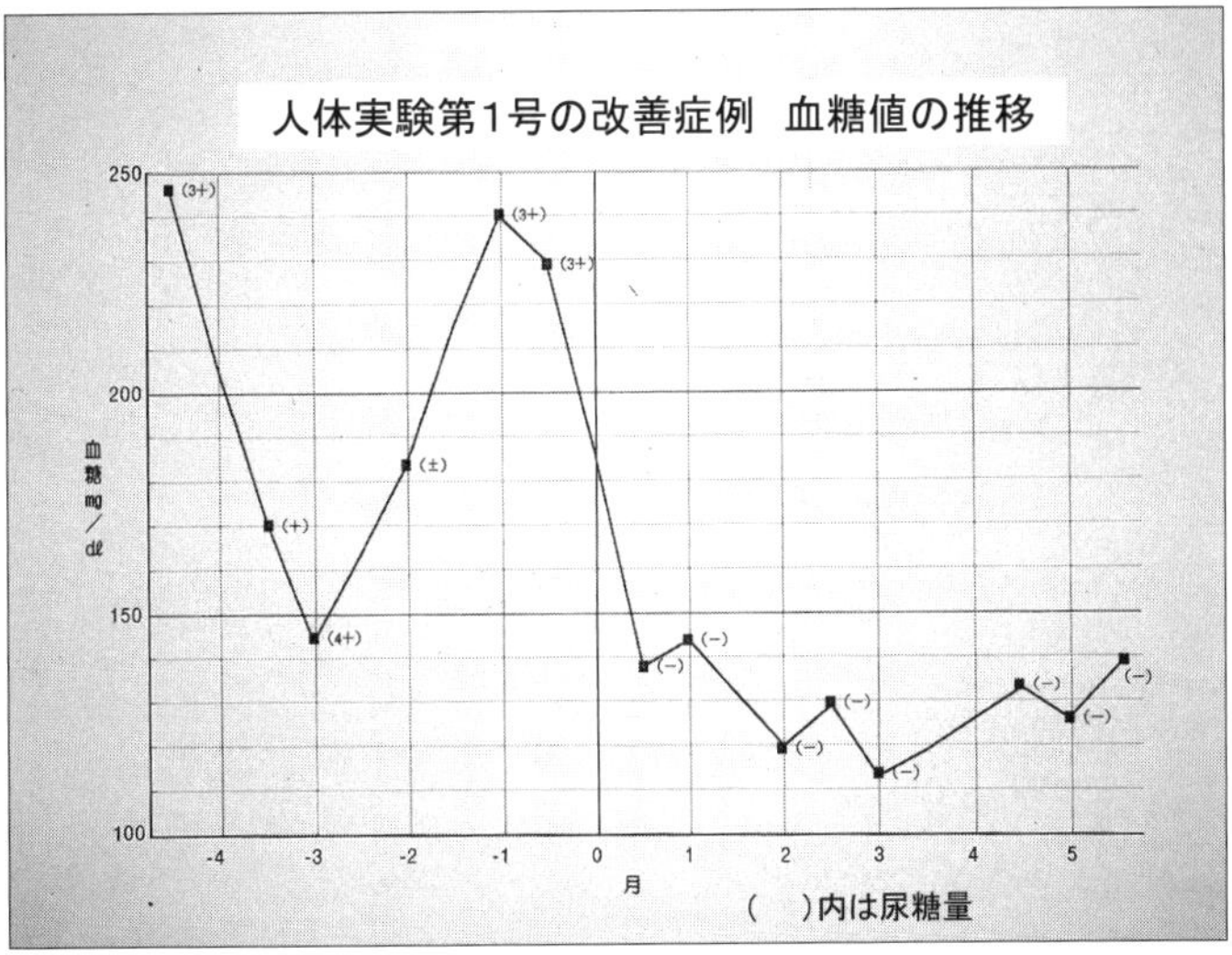

なかに、糖尿病が改善した方の話もあったのでしょう。

彼は半分は内輪の人でもあるし、自分から希望してきたことでもあるし、たとえうまく行かなくても文句をいわれる筋合いのものではないと考えて、私も今から飲用を始めるところなので同じ装置を購入してもらい、一緒に始めようということになったのです。

正直、この水の効果に関しては、実際に経験していないので私も半信半疑でした。そのうえ、医者の知らないところで、勝手に水を替えて、勝手に病気が治るなんていうことは、医者としては、余り愉快なことではありませんでした。しかしとにかく人体実験は始まりました。

私は、水を替えるということは、調理に使う水のすべて、つまり飲料水を替えることだと承知しておりましたから、彼にもそのように伝えました。

しかし彼はそれだけでは満足できなかったのでしょう。あるいは薬のような水と思ったのかもしれません。

自宅でつくった水をペットボトルに入れて職場に持ち込み、仕事の合間にさかんにごくごく飲んでいるのを見かけました。

勝手なことをするものだと思いましたが、まてよ、これも人体実験なのだからと密かに思って、黙って見ておくことにしました。

すると二～三カ月もすると端から見てもすごく元気そうに見えるようになったので、「あなた、元気になりましたねえ」といいますと、即座に、「この水のおかげです」と彼はいいました。

たしかに今までの彼の生活の中で、変わったのは水だけだったのです。きっと彼は自覚症状が改善してきたことを実感していたのでしょう。

水を替えただけで二週間後から下がった数値

そこで私は、裏付けが欲しくなり、彼のカルテの検査データを盗み見て、驚きました。

今まで主治医が苦労して薬でコントロールを図っていたにもかかわらず、高いところで不安定に上下動を繰り返していた血糖値が、水が変わっただけで、約二週間後から、基準値よりまだやや高いとはいえ、安定的に下がっているのを発見し、我が目を疑いました。

それも主治医の知らないところで勝手に水を替えて起こったこの事実は、説明がつかないので、主治医には内緒で、彼と私との秘密ということにしておきました。

しかし、いつまでたっても化けの皮がはがれることはなく、この改善は決して一時的なものではなかったのです。

四年後の六三歳時に、「今後は、第二の人生として町内会の仕事で頑張ります」といって、元気いっぱいに退職して行きました。

人体実験第一号の彼の与えてくれたインパクトは大きく、その後の私の医者としての生き方、考え方に大きく方向転換を迫ることになったのです。

それからは、当たるを幸いというか、手当たり次第に、いろいろな患者さんに試しました。私の水に関する神話時代のエピソードの一端を思い出すままにお話ししましょう。

〈神経性下痢症〉が数日後から改善した高校生の話

　ある男子高校生が母親につれられて来院しました。彼は下痢に悩まされており、電車通学をしているが、特急電車には乗れなくて、いつも各駅停車に乗っているということでした。

　いつ催してくるかわからず、催したら最寄りの駅で下車してトイレに飛び込まなくてはならないというのです。いつもそうではないのですが、試験のある日はとくにその傾向が強いということでした。

　いわゆる神経性下痢症といわれる状態です。私は一般的な下痢止めと精神安定剤を投与しました。一時的には改善しましたが、結局改善しません。

　その頃私は理屈のわからないまま、少し水に対して手応えを感じ始めていたので、とにかく電解水を何リットルか持ち帰り飲んでもらうことにしました。

数日後から、下痢は改善しました。

今の私なら、水は当然としても、もう少しメンタルケアを中心とした治療をしていたかもしれませんが、とにかく以後はめでたく特急電車で通学できるようになったのです。

〈胃切後慢性下痢症〉の話

ある四〇代の男性の話です。

長年下痢に悩まされているとの訴えです。いつ頃からと尋ねますと、私が前に勤めていた病院で十二指腸潰瘍穿孔で私が緊急手術をして以来だから、約七年前からだというわけです。

術後間もなく私が今の病院に移ったためにその後の経過を知らなかったわけですが、現在なら、穿孔は別として、十二指腸潰瘍で手術することは、まずありません。

しかし当時は胃十二指腸潰瘍はほとんど手術をしていた時代で、ときどき術後に慢性下痢になる方がありましたが、これは胃十二指腸を切除したという解剖学的な、つまり構造的な変化が腸管内細菌叢（腸内フローラ）のバランスに変化をもたらしたことが原因と考えられ、特効薬も無く、結構厄介な合併症です。

私が手術した方ですので、何だか後ろめたくて、なんとかしなくてはと少し焦りました。

真っ先に水を替えることを考えましたが、飲料水を替えるには電解装置が必要です。ちょうどその頃、あるメーカーがモニター用に装置を提供してくれることになっていたので、彼にとにかくこれを自宅に設置して、飲料水として調理に使い、この水をできるだけたくさん飲むようにすすめました。

二週間後に彼は、意気揚々とやって来て、「永年の下痢が止まった。あの水はすごい。もう少しモニターさせてくれ」といいました。それ以来、すっかり下痢から解放された彼は、結局、新しい装置を購入することになりました。

〈MRSA感染をともなった脚の轢断創〉で三度切断した男性

こんな症例も経験しました。（巻末グラビア写真1）

二〇代の男性がプラットフォームから転落して、電車に左足関節の少し上で轢断され、ある大学病院で断端処理手術を受けました。

ところが手術創が化膿し、厄介なことにほとんどの抗生物質が効かないＭＲＳＡ（メチシリン耐性黄色ブドウ球菌）感染症となり、手術創が開いてしまったのです。

いつまでも傷が治らないため、下腿の中間部で切断して改めて断端処理を行いました。しかしまた断端部がＭＲＳＡ感染して難治性となったため、三度目は、膝関節下で切断しましたが、だめで、四度目はついに膝関節部で切断しましたが無駄でした。

切断の度に、短くなったうえ、真ん中から骨が飛び出している肉塊のようなグロテスクにも開いた傷から大腿骨の関節面が飛び出していました。しかもＭＲＳＡ感染という悲惨な状態で、切断を繰り返す度にだんだん短くなっていく左下肢をみれば、無理もありませんが、少し自暴自棄の様子で私のところにやって来ました。

私の治療は、至って簡単です。毎日、電解水を二～三リットル飲用することがメインですが、局所の消毒は、食塩を加えた水道水電解装置でつくった陽極液である強酸性水に毎日一～二回、約一五分間浸し、滅菌ガーゼで包むという至って簡単なもので、局所感染であるかぎり、抗生剤や抗菌剤等はほとんど使いません。

この処置を毎日繰り返します。感染創、壊死創、挫滅創、熱傷や褥瘡に対する局所の処置にも使っています。

電解水の飲用と局所の消毒で数カ月後に傷は乾燥治癒

このような症例は私も未経験で、どのような経過をとるのか、まったく予想の付かないまま、治療を始めました。

すると驚いたことに、傷の周りに皮膚とともにざくろのようにめくれ上がっていた筋肉が、肉芽組織《にくげそしき》とともに中央に飛び出していた骨の断端を包むように修復が始まってきました。

その後、傷の修復は順調にすすみ、数カ月後には完全に傷は瘢痕となり、乾燥治癒しました。

その間、傷が治るまでの期間中、ＭＲＳＡの培養検査は何度も行いましたが、いつも陽性でした。

治癒直前の傷の大きさがマッチ棒の頭くらいになったときの細菌検査でも、ＭＲＳＡは陽性でした。

私たちの常識では、ＭＲＳＡに感染した傷は治らないというのが一般的な相場ですが、この経過は、ＭＲＳＡを退治することにばかり気を取られて、やたらに抗生物質を投与するよりも、生体が傷を修復する環境を整えてやれば、ＭＲＳＡと同居しながらも治癒傾向が進み、最後にはＭＲＳＡの生存できる環境がなくなり、ＭＲＳＡは消滅してしまうのだということを教えてくれました。

飲料水を電解水に替えたことにより存分に発揮されるようになった自然治癒力の凄さを思い知らされた次第です。

思えば、ＭＲＳＡの感染した組織を切除し、排除することだけに目を向けて、組織を修復する力を見落としていたわけです。

季節の病となった〈十二指腸潰瘍〉が手術なしに改善

十二指腸潰瘍といえば、四〇代の男性が吐血を起こし救急車で来院しました。彼は、約一二年来、年末の忘年会シーズンになると仕事柄、飲み会が増えて、症状の増悪があり、そのつど保存的に治療を繰り返していたそうです。

このときの吐血もその延長線上にあったわけです。

手術を考えましたが、幸い出血は止まっていましたので、輸血を行い、保存的に経過をみることにしました。

経口摂取ができるようになって、電解水を一～二リットル飲用してもらいました。非常に経過がよく、二週間後に内視鏡検査を行いましたが、それまでの反復した十二指腸潰瘍の瘢痕による変形はあるものの、出血性病変や潰瘍は認められませんでした。

彼はすっかりこの水が気に入り、退院に当たって電解装置を自宅に設置、以来再発は全く無く、仕事上の付き合いも問題なくこなせるようになりました。

その後内視鏡で経過観察をしましたが、十二指腸潰瘍の瘢痕による変形も徐々に改善し、数年後には全く正常に戻っていました。

以来三〇年近くになりますが、再発も無く元気に退職後の余生を送っておられます。

〈胃がん〉を電解水で克服した体験を涙ながらに語ってくれた中年女性

当院に電解還元水（電解水素水）を導入してまだ間のない頃のことです。ある中年の女性が来院されました。診察室に入って来た印象は血色も良く、たいへん元気そうに見えました。

私の前に座るなり、いきなり話し始めました。

一〇年近く前に食欲不振が強く、ある病院で検査の結果胃がんと宣告され、もう手遅れで手術も何もできないといわれたそうです。

にわかには信じられなくて、別の病院を訪ねるも、同じことをいわれて、どうして良いか途方にくれていたときに、電解水の話を聞き、藁をもつかむような気持ちで飲用を始めたそうです。

幸い水はなんとか胃を通過できるので、できるだけ飲んでいるうちに少しずつ食事が通るようになり、体調も良くなってきたそうですが、最初のショックが大きかったのか、数年間は怖くて病院に行く決心がつかなかったそうです。

しかし、ますます体調も良く食欲も出て来たので、意を決して病院で検査を受けたところ、全く異常なしということでしたので、念のため別の病院でも検査したところ、やはり同じ結果であったそうです。

どうりで、病人には見えなかったはずです。ではなぜ私を訪ねて来たのかと尋ねますと、当院が自分の病気を治した水と同じものを使っているという噂を耳にして、いてもたってもいられなくて、私に自分の体験を伝えたくて来たと涙ながらに話しておられました。

当時私は、水を替えただけでこんなことが起こるものだろうかと、彼女の話に少し距離をおいて受け止めていたように思い出します。

今から考えますと、もう少し詳しくお話を聞き、その後の消息を追跡させていただいていたらと残念に思っています。

以来このような水だけでがんが治ったという体験談は、全国を講演で回っているときに、あちこちで何度も耳にしたことがありますが、ほとんどは、現代医学のいわゆる三大療法の限界をいいわたされたことがきっかけで水を知ることになり、結果的にがんを克服したという方です。

がんについては後ほど章を変えてお話しいたします。

第二章

活性酸素を消す 電解還元水（電解水素水）

私たちの寿命にはなぜ限りがあるのか

私たちこの世に生を受けたものは、いつかは必ずこの世を去るときが来ます。これは、生物の避けることのできない宿命といえます。

私たち人間の寿命は、生理的寿命は約一二〇年といわれています。二〇一四年の日本人の平均寿命は、厚労省の調査では、女性は八六・八三歳で三年連続世界一、男性は約八〇・五〇歳で僅差の三位で、日本は世界有数の長寿国になっています。

とはいえ、人間本来の寿命、つまり天寿にはほど遠い有様です。まして二〇〇年、三〇〇年生きることは絶対にできません。

私は、仕事柄これまで何千通と死亡診断書を書きました。死因の欄に記載する病名は、大部分は病死、少数の災害死、そして極少数の老衰死に大別できます。

老衰とは、高齢者ではっきりとした病気が認められない場合の死亡原因にするわけですが、平均寿命を越えているからといって、八〇代、九〇代の方に老衰といって良いものか、本当に病気はなかったのだろうか、あるいは診断が不十分ではなかったのではないか、病死、災害死はともかく、老衰死と書くときにいつも若干の戸惑いを覚えます。

私は、生理的寿命を越えていれば、病気の有無にかかわらず、老衰死としてもいいのではないかと思っています。

寿命は、天からいただいたものです。いかに限りがあるとはいえ、最後まで良き命を全うしたいものです。

それでは、なぜ寿命に限りがあるのでしょうか。それを理解するためには、生命の歴史を振り返る必要があるようです。

水の中に生まれた生物の運命を左右するのは水

生命は、水の中に生まれました。

生物は水の塊《かたまり》といってもよく、生物を構成している物質の中で、水が最も多くを占めております。水がその生物の生命代謝の運命のすべてを左右するといっても決して過言ではないと思います。

生物は、本能的に水の大切さを知っています。でも私たち人間は、好奇心が旺盛です。本能からだけでなく、その大切さを体験から学び、理屈で説明を試みようとします。

そこで地球生命の歴史を少し振り返ってみましょう。

約四六億年前に地球は火の玉として誕生し、四〇億年前に海が生まれ、そして三八億年前、原始の海に生命が誕生したと考えられています。

最初の原始生命体である古細菌は、深海底で、炭酸ガスと硫化水素から、今から考えれば非効率的にエネルギーを作り、あまり変化することなく、細々と生き続けていました。

ところが、約二七億年前に、浅い海で、光と水と炭酸ガスから有機物とエネルギーを作るためには水素が必要で、そのために水を分解して水素を作り、酸素を放出する光合成細菌（シアノバクテリア）が生まれ、海水中への酸素の蓄積が始まりました。

さらには、酸素によって酸化されることによって生成された無機酸化物と炭酸ガスから有機物を合成する化学合成細菌が生まれました。

これらの光合成細菌や化学合成細菌は古細菌とは区別して真正細菌と呼ばれ

ています。

現代の、いわゆる細菌とかバクテリアと呼ばれているものと同じです。核を持たないこれら細菌に対して、この頃には細胞膜をさらに発達させ、中心に遺伝子を包む核を持った、いわゆる原始真核生物が生まれて、まだ酸素のない海底で生きていました。

酸素を利用できる真核細胞が多細胞生物へと進化し、人類に至った

二〇億年前までに海水中に放出された酸素は、海水中の鉄を酸化することにより、大量の酸化鉄を生成することに費やされ、海底に沈下蓄積して現在の鉄鉱石のもとになりました。

この過程が一段落すると海水中の酸素はますます豊富になり、生命の歴史に大変革をもたらすことになったのです。

酸素の持つ酸化力は、古細菌、真正細菌や原始真核生物にとっては猛毒であり、あるものは絶滅し、あるものは酸素の届かない地中深くに逃れて生きつづけ、現代に至っているわけです。

また原始真核生物のあるものは、酸素を作り出せる光合成細菌や、自力で栄養を合成できる化学合成菌を細胞内に取り込んで、葉緑素やミトコンドリアとして積極的に酸素を利用できる真核細胞に進化しました。

この真核細胞は、単細胞生物として一〇数億年かけてＤＮＡを整備発達させて、六億年前になってようやく多細胞生物への進化が始まり、やがてカンブリアの大爆発といわれる爆発的な生物の進化と分化が起こり、急激に種類と数を増やしました。

それから数億年、生物は数回の自然界の大変動による絶滅の危機をくぐり抜けて、さらに進化、分化を経て、現代の私達人類に至っているのです。

多細胞化の宿命として猛毒の活性酸素との戦いを強いられる

生物の多細胞化は、細胞の分裂回数の限界という宿命を背負うことにもなったのです。つまり、細胞には寿命があり、寿命の来た細胞は、新しい細胞と入れ替わっているのです。これを新陳代謝といいます。

細胞には種類によって、それぞれ寿命に長短があります。分裂回数はヒトの場合、約五〇回といわれ、長いＤＮＡの先端部にテロメアという部分があり、いわば五〇回の回数券のようなもので、一回の分裂毎に短くなり、使い尽くすとアポトーシスといって細胞死を起こすのです。

ヒトは約六〇兆個の多細胞生物ですが、約二〇〇種類の細胞からなっており、脳神経細胞や心筋細胞のように一生に一回分裂するか、しないかという長命のものもあれば、腸の粘膜の上皮細胞のように毎日入れ替わる短命のものもあります。

平均すれば、体全体で一日約一兆個の細胞が入れ替わり、約六〇日でほとんどの細胞が入れ替わっていることになります。

このようにして、生物は多細胞化したことにより巨大化して、分化、進化を遂げると同時に、寿命という宿命を背負うことになったのです。

以上の生物の歴史にみられるように、酸素を利用して生命代謝を営むようになって以来、生物は、常に生命代謝の過程で必ず発生する猛毒の活性酸素との戦いの結果、限りある寿命という宿命を背負うことになったといえるのです。

当然、人類も例外ではないのです。

生物は体内で活性酸素を消去する還元酵素を合成している

活性酸素は、真核細胞内ミトコンドリアで酸素呼吸を行うことにより必然的に発生する、酸化力の非常に強い物質です。

ミトコンドリアは糖などの基質を分解して生命代謝に必要なエネルギーを作っていますが、活性酸素は基質から電子を奪って、最終的に酸素に渡す過程で発生する生物にとって猛毒の物質です。

すなわち電子を渡された酸素は、さらに酸化力の強いスーパーオキシドに変わり、次いで過酸化水素、ヒドロキシラジカルに変わり、最後に安定的な水になります。

これら、スーパーオキシドおよびヒドロキシラジカルをフリーラジカルといい、これらの生命代謝の過程で生体内に発生する強い酸化力をもった物質を総称して活性酸素と呼んでいます。

生物は、長い長い活性酸素との闘いの中で、幾多の試行錯誤を繰り返すうちに、活性酸素による酸化障害から身を守るスーパーオキシドヂスムターゼ、カタラーゼ、グルタチオンペルオキシダーゼ等の還元酵素を合成できるものだけが、結果的に効率の良い生命代謝を営む力を獲得したのです。

それにより、生物は爆発的に進化、分化が進み、現在の生物の繁栄がもたらされたのです。

これらの還元酵素は、活性酸素に水素（原子状水素、活性水素）を与えることで、すなわち還元することでそれを消去しているわけです

極め付けは「活性水素」

それでは、電解還元水（電解水素水）はどのようにして活性酸素を消去するのでしょうか、白畑教授の研究の極め付けは「活性水素」でした。

水は水分子（H_2O）の塊ですが、一部水素イオン（H^+）と水酸化物イオン（OH^-）にイオン化しています。水を電気分解すると陰極側に水素イオンが集まり、陰極から飛び出してきた電子（e^-）と結合して原子状水素（H）すなわち活性水素が生まれます。

これは非常に反応性の強い物質ですからほとんど瞬時に二つがくっつき、化学的に安定した水素分子（H^2）すなわち溶存水素が生成されます。

溶存水素の測定は簡単です。私たちは最初この多量の溶存水素をみて、陰極水は還元水と決めつけていたわけです。

しかし、H^2は化学的活性は弱く、そのままではほとんど還元力はないことが証明されております。ではなぜ化学的に不安定な活性水素が陰極水中に存在するのかといいますと、私たちが使用している整水器の電極板はチタンに白金メッキが施されています。

この白金が水中に非常に微細な、つまり数ナノメートル（一〇億分の一メートル）の粒子として溶出して来ます。

これを白金ナノ粒子と呼びます。この粒子にH^2が触れますとその粒子の触媒作用で活性水素（H）が再び生成され、粒子の表面にびっしりと吸着されたたり、白金内に取り込まれて吸蔵水素原子となって、安定的に水中に浮遊していることが推測されています。

このような安定的に活性水素とナノ粒子をつくる金属は、白金のほかに金、バナジウム、パラジウム、マグネシウム、カルシウム等多くあり、金属ナノ粒子と総称しています。

少し高価ですが、電極板に白金を使うのは、白金はイオン化傾向が低く、化学的に安定性が強く、耐久性に優れているためと思われます。

水素ガスを封入した水や、直接水素ガス吸入で還元性を得ることは非現実的

白畑先生の研究によれば、この活性水素と結合した白金ナノ粒子が、安定的に生体内に取り込まれて、体内にある還元酵素同様の、というよりもむしろ酵素よりも安定的に、活性酸素を消去するということなのです。

単に水素ガスを封入した水や、直接水素ガスを吸入したりすることで生体内に還元性を得ようとすることは、単なる動物実験ならいざ知らず、臨床的には、

非効率的というよりむしろ非現実的、いやペテンであるといってもいいかも知れません。

ところで最近、ちまたで活性水素は科学的用語ではないというような間の抜けた流言飛語があるやに聞いておりますが、岩波理化学事典にも、ブリタニカ国際大百科事典にもきちんと明記してあります。

活性水素（原子状水素、原子水素）を知らずしてあるいは語らずして還元水を語るなかれです。

㊟　電解還元水という呼称は私たちが初めて世に問うたものです。この呼称の方が、はるかにこの水のもつ機能を正確に表現していると思われますが、最近は、電解水素水が一般的になってきているようです。誤解や混乱を避けるために以後は電解還元水（電解水素水）と併記します。なお、文中に単に還元水とあるのは、すべて電解還元水（電解水素水）をさしています。

難病を克服するということ

難病とか、不治の病とかいわれるものは一体どういうものなのでしょうか。原因もはっきりわからなければ、治療法も決定的なものがない。要するに現在の医学ではまるで歯が立たない病気を難病にしたのだと思われます。

当然、治療には難渋し、経過も長く、患者さんは精神的にはいうに及ばず、経済的、家庭的負担の問題もあります。そこで発症頻度が高く、治療費がかさむ難病の患者負担の軽減と治療研究の促進を図る目的で、一九七二年来、難病を特定疾患として公費で医療費を賄うことになったのです。以来、二〇〇九年には五六疾患が指定されました。

しかし、克服された疾患はまだひとつもありません。それどころか、二〇一四年には難病法が成立して、特定疾患は指定難病と呼ばれるようになり、現在は三〇六疾患に指定されています。

医学は、病気を診断や分類する能力は進歩していますが、治療がそれに伴っていないのが現状です。

今後、難病はますます増加していくことでしょう。

私たち生命体を創造したのは、自然です。

難病と決めたのは、医学です。

自然が難病をつくるはずがありません。病気を治癒せしめる力は本来そなわっているはずです。


医学は、生命活動の中の病気の部分のみを切り取って手前味噌の理屈をひねくり回す前に、生命力または治癒力を認識し、発揮させる方法こそをしっかりと学ぶべきなのです。

そして、その力の凄さ、素晴らしさを謙虚に知るべきなのです。

特定疾患を返上した〈潰瘍性大腸炎〉の経験

ここでは、私が経験した特定疾患のなかで、とくに印象深い二人の方をご紹介します。お二人とも、潰瘍性大腸炎という難病です。

潰瘍性大腸炎とは、大腸の粘膜におこる炎症性の病変で、びらんや潰瘍が多発し、下痢、腹痛、粘血便を反復し、治療に抵抗して、長期の経過をとると大腸がんを併発することもあるといわれています。

直腸から結腸のあらゆる部位に発生し、全結腸に及ぶものもあります。男女に発症差はなく、二〇～三〇歳に発症のピークがあります。

平成二五年度末現在の患者数は一六六、〇〇〇人余りで年々増加しているようです。

遺伝や環境的因子に自己免疫的因子が発症の引き金を引いているのではないかと考えられていますが、はっきりとした原因は不明です。

治療は薬剤による内科的治療が主として行われています。軽症や中等症では、抗炎症剤、中等から重症例では、ステロイド剤やさらには免疫抑制剤といったものが加わり、治療はますます困難になり、病気は難治性となってきます。

大出血や腸穿孔の場合はもちろん、副作用のため薬剤治療が困難になった場合は、大腸全摘を基本とした外科的治療になってしまいます。さすが難病といわれるだけのものはありますね。

それでは、私の症例報告に移ります。

症例①　潰瘍性大腸炎で下血、下痢、腹痛、このままでは大腸がんリスクといわれて来院。一二年後完治（五九歳　男性）

現在、京都府在住の一九五六年生まれ五九歳の男性です。

一九八六年、三〇歳のときに下血があり、京都のある病院で検査して、直腸炎と診断されました。以後、三〜六カ月毎に検査しておりましたが、症状は悪化し、下血や下痢がひどくなりまして、一年後の三一歳時に潰瘍性大腸炎と診断されました。

治療は、抗炎症剤と整腸剤に加えてステロイド剤も併用しましたが、症状は改善せず、病変部も直腸から横行結腸まで拡大し、このままでは大腸がんのリスクも高いと主治医にいわれたそうです。

発病二年後から、サプリメント（スピルリナ）と電解還元水（電解水素水）の飲用を始め、知人の紹介で、翌一九八九年四月二〇日に当院を受診しました。下血、下痢、腹痛といった典型的な腸症状を伴っていました。まずそれまで服用していたステロイド剤を中止して、抗炎症剤、整腸剤と漢方薬のみに変更し、還元水は毎日三〜五リットル飲用していました。

電解還元水（電解水素水）はすでに三カ月前から飲用しておりましたので、

飲用はあまり苦になっていないようでした。

当初は、腸症状が良くなったり悪くなったりの繰り返しでしたが、ともすれば希望を失いそうになる彼と、よく話をしました。

病気を治すのは、薬ではない。薬は、一時の緊急避難にすぎない。自然の目から見れば、難病もなにもない。自然から生まれるときに授かった生命力、治癒力が働くようになれば、私達はその力で生かされているのだから、病気は必ず治るはずだと。

六年経過した頃から、症状が安定してきて、腸症状の起こる間隔が少しずつ開いて来ました。当初の腸透視でみられた大腸の特有の潰瘍や変形像は年々改善され、やがて内視鏡導入による検査でもほとんど出血や潰瘍を確認できなくなり、抗炎症剤は、一〇年後の一九九九年九月で中止し、断続的に服用していた整腸剤や漢方薬も、二〇〇二年二月で完全に中止しました。

以後も症状は全くなく、治療継続のために役所に毎年届け出ていた「潰瘍性大腸炎　臨床調査個人票」の提出を二〇〇三年をもって中止しました。中止にあたって私は彼に「本当にいいのか」と念をおしました。「けじめをつけたいから、結構です」と彼は答えました。

以来現在まで一二年間、健康保険で年一回、内視鏡検査で経過を見ていますが、完治の状態が続いています。

この間、二〇〇〇年四四歳時に発病以来できなかった第二児が生まれたと大変喜んでいたことを思い出します。

症例②　潰瘍性大腸炎、ステロイド剤の中止と電解還元水（電解水素水）の飲用で健康体に

（三二歳　男性）

現在、奈良県在住の三二歳の男性です。

一九八七年、一四歳、中学二年生時に腹痛、粘血便で発症し、奈良県の病院で潰瘍性大腸炎と診断されました。以来、抗炎症剤、整腸剤、ステロイド剤の投与を受けながら、症状は一進一退で、入退院を繰り返しておりました。

一九九〇年八月高校一年、一六歳時に当院を受診しました。

病変部位は下行結腸から直腸に及んでおりました。当初約二週間のいわゆる教育入院の間に、ステロイド剤を中止し、電解還元水（電解水素水）の飲用を開始しました。

徐々に症状は軽快しましたので、以後近所の先生に抗炎症剤と整腸剤の投与をお願いして、ときどきの通院で経過をみておりました。

結局彼は、発病以来休学がちでありましたが、高校二年以後、短大卒業まで、無欠席で通したのでした。

一五年後の二〇一二年七月二三日に全ての投薬を中止し、「潰瘍性大腸炎臨床調査個人票」の提出も二〇一〇年を最後に中止し、現在まで再発もなく、全く健康で今日に至っています。

彼には、症例①の方の経験が非常に大きな励みになっていたように思われます。

病院ずれの膠原病の症例――改めて水の凄さを教えられたが……

難病といえばこんなエピソードを思い出します。

ある六〇代の膠原病の女性で、永年、大学病院にかかっていて、いつまでも治療から解放されずにいましたが、還元水を知ることになり、林先生のすすめで入院して来ました。

彼女は入院に際して、山のような多種類の薬を持ち込んで来ました。

私はもともと薬嫌いで、必要最小限にむしろ少なすぎるくらいに投薬するのですが、そうしようとすると、彼女は、病気と大学病院を盾に取って、頑として承服しません。いわゆる病気ずれ、病院ずれになってしまっているのでした。仕方なく、薬が無くなれば大学病院にもらいにいって、私のところでは、ただひたすら還元水を飲むという環境を提供していたわけです。

そのうちにどんどん体調も良くなり、薬もどんどん不要になってきました。私は、タイミングをみはからっては、薬はあくまでも緊急避難であって、薬で治癒したケースはない、治癒するものなら、難病のしかも特定疾患になっているはずがないというような話をしておりました。

そうこうしているうちに、すっかり元気になり、膠原病なんてどこ吹く風というように退院して行きました。

私は、改めて水の力の凄さを教えられた思いで、彼女も水の実力を実感したはずだから、さぞかし水に感謝していることと思っていたところ、うわさで、あるサプリメントの販売をしているときいて驚きました。

入院時に同室のだれかにすすめられたのが始まりになったそうなのです。サプリメントを生かすも殺すも鍵はすべて水が握っているものをと、のど元すぎれば何とやらで、おかしいやら、腹立たしいやら、むなしいやら、なんとも複雑な気持ちでした。

ここでも、溶媒としての水よりも、溶質にどうしても目を奪われてしまいやすいということがよくわかります。

水はいつも表には出ないで裏方さんに徹していながら、決して何ものにも負けない、いつも頼りになるおふくろのような存在なのです。

症例③　輸血がもとの慢性C型肝炎。点滴と内服薬に加えて電解還元水の飲用。検査データの改善より先に自覚症状が改善して、薬を中止。現在八九歳の元気な老人（当時六〇歳男性）

これは、私の三〇年間の数ある人体実験の中で、最も長く、最も印象深く、そして私に多くの示唆を与えてくれた、しかも現在も続行中の症例です。

一九八六年に六〇歳の慢性C型肝炎の男性が、近所の先生の紹介でたまたま私の外来に来ました。

彼は八年前にトラクターを運転中に転倒し、内臓破裂を起こして、治療中に行った輸血がもとで肝機能障害を併発し、神戸のある中核病院で精密検査の結果、慢性C型肝炎と診断されました。

そのとき、この病気は、一生もので、やがて肝硬変になり、がんになる可能性もあるといわれたとのことです。

近所の先生もお手上げの状態で、点滴をしてもらいなさいと私のところへ振ってこられたというわけだったのです。まさに心身ともにボロボロという状態でした。


C型肝炎は、現在やっと克服できる目処がたってきたようですが、費用の問題とか副作用とかまだいろいろ解決すべき問題はあるようです。

まして当時は私のごとき医者の手に負える病気ではありませんが、とにかくご希望通り点滴と内服薬でのお茶を濁すような治療を始めることになりました。

このころは、私が還元水を知って約一年あまりで、いろいろな病気、いや病気を選ばず、手当たり次第といってもよいくらい水をすすめてきて、それなりに手応えを感じておりましたので、当然彼にもすすめようと考えました。


ただ一方で、この病気が水を替えたくらいで治るものだろうかという疑問が

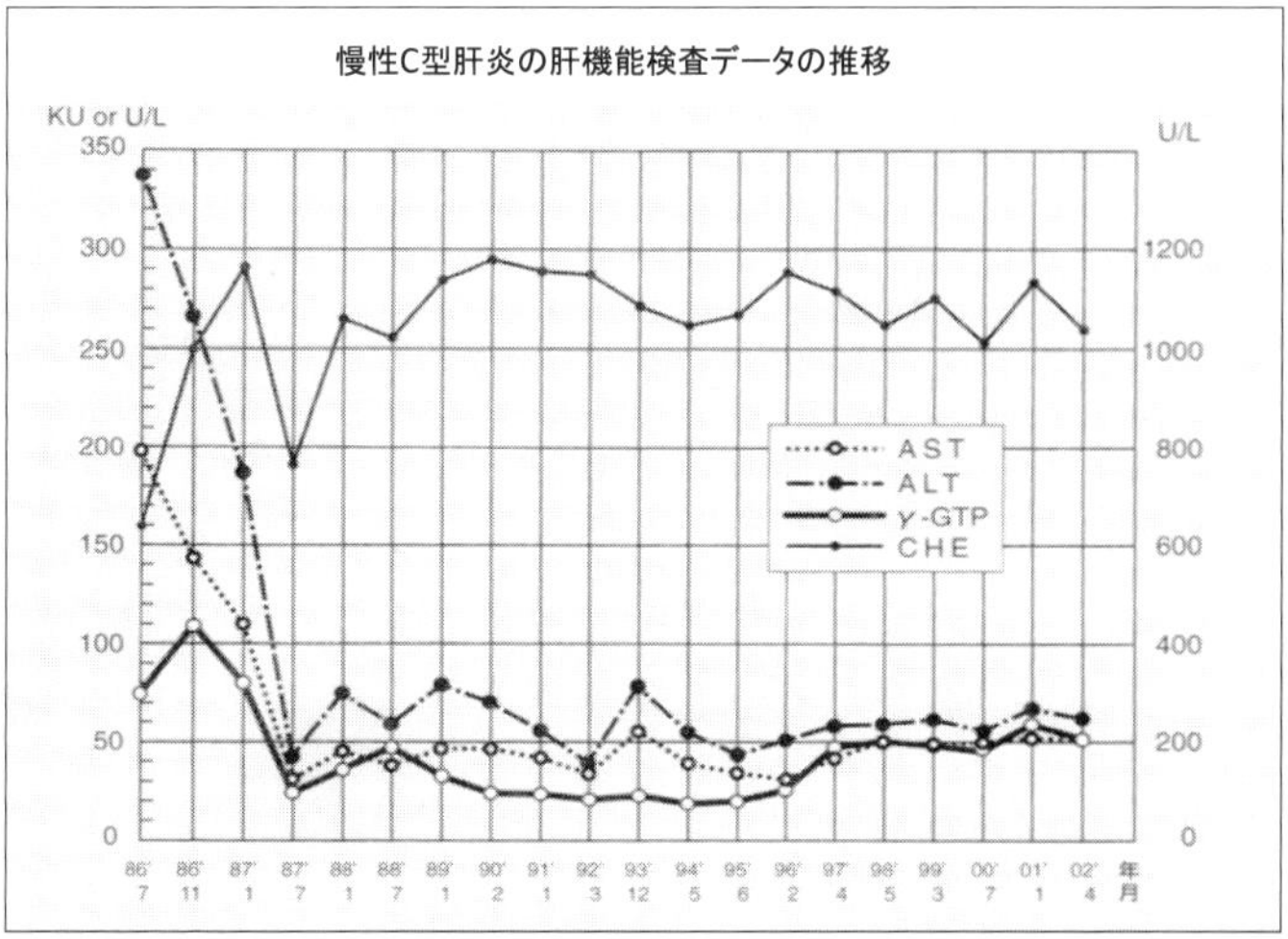

あったのは確かです。

水をすすめるときにいつも苦心するのは、この水についての説得力のある説明が全くできていないという点でした。

この方の場合は、この病気に対して絶望的になっているという、いわばこの方の弱みが私には幸いで、この方の藁をも掴みたい気持ちにつけ込んだわけです。

彼は何のことかよくわからないままに、とにかく水を替えてみようということになったのです。

水の実力を理屈ではなく、身を以て実感

点滴と内服薬による治療に加えて、飲料水が変わったわけです。

さて、半年くらい経ったとき彼はそれまで週二、三回通院で行っていた点滴を止めてもいいかといいました。

私は驚きましたが、そのときの肝機能検査はあまり改善していませんでしたが、点滴があっても無くてもあまり問題はないと考えて、中止しました。

するとまた半年後には、内服薬も中止したいといいました。点滴と同じ理由で、中止しましたが、その時点でやはり肝機能検査の改善はほとんどありませんでした。

結局、肝機能の改善をみないまま、彼は薬による治療を完全に中止したので

す。

あれだけ一年前の初診時に絶望的であった彼が、よくも治療を中止する決意をしたものです。

以後は水だけになったわけです。今から思えば、おそらく彼は、検査データの数値の如何よりも、自覚症状の改善が、薬剤よりも水を選択する勇気を与えてくれたのではないでしょうか。

肝機能検査がほぼ健常人のそれに近付いたのは、それから半年後でした。

もし彼が最初から水を薬と考えて、水で肝炎を治そうと考えていたら、果たして肝機能が改善するまでの一年半を待つことができたでしょうか。

検査データのみに頼って病気の推移をみていたら、いたずらに一喜一憂するだけです。

その点、自覚症状はそのひとに真実を実感させてくれます。

彼が、治療を始めて、半年後つまり検査データの改善に先立つ一年前におそらく自覚症状の改善が始まっていたのだと思います。

それから、二九年経ちました。現在の彼は八九歳の普通の元気な老人です。男性の平均寿命もとっくに越えました。

思えば六〇歳の初診時、私は現在の彼を想像すらできませんでした。ついでながら、彼とはお話のように長い付き合いになりましたが、この水の秘密が前述のようにかなり明らかになってきているにもかかわらず、今までばかりか現在も、彼はそんなことには全く興味はないようです。

ただし、水だけは電解還元水（電解水素水）を使い続けています。電解装置も現在四台目を使っているはずです。彼は、水の実力を理屈ではなく、身を以て実感しているのだと思います。

第三章

電解還元水（電解水素水）は どう作り、どう飲むか

「水道水」は塩素投入で生物の存在を許さない水

飲料水といえば我が国では全国で約九五％が水道水ということです。

水道水は自治体が管理して、水道法によって水質基準が定められています。地下水、河川水、ダム、貯水池等の自然水を浄水場で浄水の過程で大腸菌や雑菌の殺菌目的で塩素を投入しますが、各家庭の蛇口での塩素濃度が、〇・一ppm（〇・一mg/L）以上と定められています。ですから、浄水場に近いほど、塩素濃度は高くなるわけです。

溶液の酸化力や還元力の強さを表す指標に酸化還元電位があります。

単位はmVでプラスは酸化力、マイナスは還元力を表します。

水道水は、浄水場の塩素の投与量によって、夏は高く、冬は低い傾向がありますが、平均約六〇〇mVです。

自然水は二〇〇mV前後ですから、水道水は塩素の投入で約三倍強い酸化水になっているということになります。ですから、全国どこの水道水でもお好みの汲みたての水道水に、金魚でもめだかでも放り込んでみて下さい。法的に正しい水道水であれば、必ず魚は死んでしまうはずです。

このように水道水は、微生物や魚を殺す、すなわち生物の生存を許さないいわば毒水といっても差し支えないのではないでしょうか。

このような水を私たちは、生まれたときから、いや母親の胎内に宿ったときから、ずっと飲み続けているわけです。

これでは天寿を全うするどころか、病気になって寿命を縮めて当たり前ということになります。

水を無視した栄養学は無意味

私たちの体内で行われている複雑な生命代謝をごく簡単に要約しますと、消化管から体内に取り込んだ栄養を、肺から体内に取り込んだ酸素の酸化力を利用して生体に作り替えているということになります。

ですから酸化力の強い水道水で調理すれば、食物のもつ本来の栄養は、調理の段階で水道水の酸化力の分だけ差し引かれて、その分無駄になるのです。

多くの食事療法の書物をみますと、食物の種類や量は書いてありますが、どんな水でその食物を調理したり、どんな水を摂取するのかということには全く触れられていないようです。

医学もそうですが、栄養学もあれこれ理屈をこねる割にはあまり成果が上がっていないのは、すべて水道水を大前提にして成り立っているのだと考えざるを得ません。

「水を無視した栄養学はどうでもええよう学だ」といった林先生のシャレを思い出します。

水の良否が全生物の健全な生命代謝を握っている

前述のように電解水を知った当初は、病気の方たちの体験談がきっかけでありましたので、薬のような水なのかと思いました。もし薬というなら、万病に効く万能薬といわなくてはなりませんが、そんな薬があるはずがありません。

水の中で生まれた生物にとって水は前に述べた通り、生命代謝の大前提ともいうべき必須の物質です。

生物を構成している物質のなかで最も多い物質は水です。ヒトの体重の約七〇%、大根やクラゲの九〇%以上は水なのです。

これらの事実から、水の良否が全生物の健全な生命代謝の是非の如何を握っていると考えても間違いないといえます。

しかも酸素を呼吸する生物にとって還元水は、健康な生命代謝を維持するうえで必須のものと考えると、私達人間にとって、飲料水をそっくり還元水に替えることにより得られる生命とのかかわりという点からみた利益は計り知れないものがあります。

還元水を手に入れる一番の方法は「電解還元水(電解水素水)整水器」

還元水は、自然界にはほとんど存在しないのです。フランスのルルドの聖水、メキシコのトラコテの水、ドイツのノルデナウの水、日田の天領水等々あるにはありますが、自然水は、まず運送に手間がかかりますし、費用の問題もありますので、量的にも当然制限があります。とても飲料水としてふんだんに使うことは不可能です。

飲料水をすべて還元水でまかなうということは、お米を研いだり、野菜を洗ったりする水をすべてまかなうということです。

それには、大量の水が要りますし、当然コストの問題があります。

これらの条件を満たすものは、現在のところ電解還元水（電解水素水）整水器以外にはありません。

電気分解による方法は、装置を水道の蛇口に直接取り付けるだけで、蛇口をひねれば簡単に数秒後には、還元水がふんだんにできます。それは誰もが手に入れることができる、まさに飲料水として使えるわけです。多人数であればそれだけランニングコストは安くなります。

溶質に抗酸化物質を求めるか、溶媒に抗酸化作用を求めるか

私たちは、赤ワイン、緑茶、大豆その他果物や野菜のもつポリフェノールをやっきになって求めていますが、ポリフェノールとは植物が合成している植物細胞の生成や活性化を促進する物質です。

このポリフェノールはビタミンCをはじめ、緑茶のカテキン、大豆のイソフラボンや赤ワインのアントシアニン等々自然界には数千種類もあり、強い抗酸化力を持っています。

過酸化状態に陥っている私たちには納得のいく話ですが、ポリフェノールはすべて水に溶けて生命代謝の場に持ち込まれるいわゆる溶質です。

これに対して、還元水はそれらを溶かし込み生命代謝の場に運び込む溶媒なのです。

溶質にあれこれ抗酸化物質（還元物質）を求めるのか、生命代謝に必須の物質である水（還元水）すなわち溶媒に抗酸化作用を求めるのか、答えは自ずから明確であります。

溶質は、過剰摂取に常に問題がありますが、溶媒の還元水には後で少し触れますが、私の経験上まったく問題ありません。

良い状態の還元水を生成する電気分解装置の鍵は「電極板」

前述のように一九六六年に家庭用医療機器として認可された電気分解装置は、蛇口には直結しないポット型（汲み置き型）で一～二リットルの還元水を作るのに二〜三〇分もかかるという効率のわるいものでした。

これでは飲料水用としては使い物になりません。

その後、開発もすすみ、一九七九年には蛇口直結型の連続式電解水生成器が承認され、さらにフィルターによる浄水機能も付加されました。


電気分解装置の鍵はその電極板にあります。

私たちが知った一九八五年頃の装置は、電極板の材質もフェライト樹脂を使っており、電極の極性がいつも同じ、つまり、陽極と陰極が固定しており、いつも同方向に電流が流れるため、電極板に、とくに重要な陰極板にカルシウムやマグネシウムといった金属のスケール（汚れ）が固着して、電解能力が低下する欠点がありました。

今から考えますとずいぶんチャチな代物であったわけです。


一九九三年に通電ごとに陽極、陰極が入れ替わる方式（ダブルオートチェン

ジ　クロスライン方式）がメーカーの日本トリムによって発明されて以来、陰極板の洗浄が十分にできることになり、スケールが付着しにくくなり、しかも、現在の装置は、チタンに白金メッキを施したものが主流になっており、飛躍的に電極板の寿命が伸びました。

このことは、良い状態の還元水の生成能力が安定して持続するということであります。さらに生成流量も増加して、大家族でも非常に使いやすいものになりました。

私にいわせれば、理想的な飲料水生成装置に近づいたというわけです。

還元水の臨床応用における私の三原則

電解還元水（電解水素水）に出会って以来三〇年間、全国各地を数百回は講演して回りましたので、数千人の方に、延べにすればおそらく数万人の方に還元水をおすすめしている関係で、各地から、ときには外国から治療の問い合わせがありました。

病気は多岐にわたっており、思い出せばまだまだいろいろとエピソードはありますし、各地で聞かせていただいた体験談は数知れず、中には医者としては信じられないようなこともありました。まさに患者を選ばず、病気を選ばず、手当たり次第で何でもありというのが正直なところでした。

そして、この水は決して万病に効く万能薬ではなく、正しい飲料水なのだとの確信に至ったのです。

〈電解還元水（電解水素水）の臨床応用に際しての3原則〉

原則①　飲用水を完全に電解還元水（電解水素水）に替える

原則②　病気を選ばない
・必ずしも病気である必要はない。
・現在行っている治療はそのまま続ける。

原則③　臨床症状が許す限り、毎日最低２～３リットルは飲用する

原則①は説明はいらないと思います。

原則②については、水を替えるにあたって今まで受けていた治療や薬剤のすべて、または一部を中止してもよいかという質問を受けることがあります。

私の患者さんであれば、あるいは他の主治医の患者さんであっても、私の専門領域の疾患であれば、ある程度その質問にお答えできますが、専門外の疾患については、いっさい横から口を挟むべきではないのは当然です。

現在受けておられる治療はそのまま続けることが原則です。

そのうち治療効果が出てくれば、治療は自

ずと不要になってくるはずです。

原則③の一日の飲用量が二～三リットル以上の根拠は、成人では一日当たり二～三リットルの水が入れ替わっているので、その分くらいは還元水で入れ替えたらという単純な理屈ですが、たしかに私の経験では、多量に飲用する方のほうが、病気の改善や治癒が早くみられる傾向があるようです。

ただし、私は、患者さんにあなたの病気には何リットルお飲みなさいと指定したことは一度もありません。

腎機能に問題がない限り、「できれば最低二～三リットルはお飲みなさい」と告げるだけです。

しかし、二～三リットルといっても初めての方には一リットルといえどもなかなか大変です。少量から始めて少しずつ増量します。

つまり習慣にして、毎日飲用することです。

私の病院では、各病棟に電解装置が設置してあり、患者さんの使用は昼夜を問わず常に自由です。私の患者さんの中には、数リットル飲む方はざらです。私は特別に関与しないで、皆さんが勝手に飲まれるにまかせているのです。ちなみに今までの私の入院患者さんの最高飲用量は、一日に一四リットルという方がありました。

糖尿病性壊疽の小柄な男性でしたが、足の切断から逃れたい一心からとは思いますが、よくも飲めたものです。

私にはたずねても七リットルと過少申告していましたが、後日談で本当のことをいうと怒られると思ったからとのことで、驚くやら、あきれるやらということでした。

この記録は今後もおそらく破られることはないでしょう。彼はみごとに足の切断を免れたのです。

大量に飲用して水中毒になった人はいない

ところで水中毒といわれて、大量に水を飲用した結果、低ナトリウム血症をおこし、死に至ることもあるという、ある種の精神病の方にみられる病気がありますしかし、私の患者さんで数リットル以上飲んでいる方はたくさんおられますが、水中毒となった方は一人もありません。

当然、ナトリウムをはじめ、その他の血清中の電解質に極端な異状を示したり、腎機能障害を起こした方はありません。

それどころか、糖尿病性腎症で透析間近の方が、透析が延期になったり、透析を免れたという体験はよくききます。

まして、この水は酸化力の強い水道水ではなくて、還元水です。どなたかにこの私の臨床経験を医学的に解明をしていただきたいと思っています。

飲用にあたって注意すべきことは、還元水は湯冷ましにしないことです。沸騰させますと還元力が低下するからです。しかしいくら低下しても反対の酸化力を持つことはありません。ですから、炊飯したり、煮炊きするにはまったく問題ないというわけです。

反対に冷却することは、氷にしても還元力には影響ありません。しかし、冬の寒いときや、たとえ夏場でも冷却した水を多量に飲むことは、胃腸粘膜の血行の問題からいって、決してよくありません。多量に飲む場合は、常温が、とくに体温くらいの温度が最良です。暑いときには冷たい水を、寒いときは熱い水を差して、飲みやすく工夫することが大切です。

電解還元水（電解水素水）を飲用すると何が変わるのか

①尿量や発汗量が増加する

水は口からしか体内に入って来ませんが、出て行く形はいろいろあります。約六〇％は尿として、約二〇％は汗として、残りの約二〇％の大部分は呼気として、最後の少量が大便として出て行きます。

尿や汗は増加すれば頻尿、多汗として自覚され、それを苦にして飲まない口実にしている方がありますが、還元水は素通りしているのではありません。活性酸素を消去する、すなわち体内の毒消しという大仕事をして出てくると考えればよいのです。

たくさん飲んでたくさん出す、これが重要なのです。

②大便の悪臭が減少する

私が、初めて家族とともに飲料水を電解水に替えたとき、特に病気のない私は何も変化を感じませんでした。

家内が、「あなたのトイレの後、あまり臭わなくなった」というのです。「そういえばそうかなあ」と先輩の林先生に話しますと、「そうだろ。うちの犬のウンチがあまり臭くないと、家内がいっていたよ」と、それから腸内微生物についての勉強が始まったのです。

悪臭の原因物質はインドール、スカトール、アンモニア、硫化水素、ヒスタミン、ニトロソアミン、フェノール等腸内でウエルシュ菌等の腐敗菌いわゆる悪玉菌によるタンパク質の異常発酵（腐敗）により発生するもので、がんをはじめアレルギーやいろいろな病気の原因になります。

悪臭が少なくなるということは、還元水を飲用することにより、腸管内の環境が悪玉菌にとっては都合の悪い環境に変わったため、すなわち腸内の異常発酵が改善したためと考えられます。

自分の母乳だけでお子さんを育てられたお母さんはよくおわかりと思いますが、そのお子さんのウンチに悪臭がありますか。甘酸っぱい発酵臭がするはずです。

無菌の胎便を持って生まれて来た乳児の便中は、お母さんのお乳が届く頃にはすでに一g当たり一〇〇〇億個という膨大な数の乳酸菌やビフィズス菌といった善玉菌で満たされているのです。

どこから来たのか、出産時、お母さんの産道を通るときにもらったもので、私たちはひとりひとり少しずつちがった個性的な善玉菌を持っていると考えられています。

善玉菌以外にも当然他の雑菌も入ってきたはずですが、生まれたばかりの私たちほ乳動物の腸内環境は、最初に入ってくる母乳を消化するために善玉菌にとって最適の環境になっているものと考えられます。

しかし、成長するにつれて、いろいろな食物を摂るようになり、過食や偏食をしたりして、腸内の環境が悪化しますと、悪玉菌がのさばり始め、善玉菌は減少し始めます。

ヨーグルトや発酵食品を摂ることは大切ですが、その前に飲料水を還元水に替えることは、腸内環境を善玉菌にとって有利なものに替えるという非常に意味のあることなのです。

③自覚症状の改善

自覚症状とは、文字通り自分だけが感じる症状です。

これは、刻々と変化する自分の状態をオンタイムに教えてくれる、天が与えてくれた正確無比の情報です。

水を替えて自覚症状が悪くなった方はほとんどありません。程度の差こそあれ、自覚症状が改善するということは、病気が、あるいは体調が改善しつつあることを教えてくれていると考えられます。

④血液検査データや臨床検査所見の改善

これらの検査所見は、いわば、私たち医師のために行う検査で、必ずしも患者さんには必要なものではないのです。

なぜなら私たち医師は、患者さんと同じように自覚することはできません。ですから、多角的に検査をして状態を知るわけです。

血液検査は数字で、X線、CT、MRI等は画像で所見を得ますが、正常か、異常かがはっきりしているように見えるため、患者さんは、良ければ安心し、悪ければ失望したりします。

それも医師の説明のしかたで、微妙に変わります。中でも血液検査は、数字で表されるため、結構患者さんにはインパクトがあるようです。

とくに検査項目はたくさんあるようにみえますが、私にいわせれば、あれぐらいのわずかの項目で人間様の体の状態を正確に表現できるはずがないということです。

検査は、行った瞬間の所見にすぎず、データは刻々と変化しているのです。そんなデータにとらわれて一喜一憂しているようでは、病気につかまってしまって治るものも治らなくしているようなものです。

今後の治療につながらない、患者さんがただ経過だけが心配だから知りたいというだけの検査なんて、無意味です。結果が良ければとにかく、悪ければマイナス思考に落ち込み、病気はますます悪くなるだけです。

糖尿病をはじめ慢性疾患における血液検査で注意すべきことは、水を替えたのにデータが悪化することがあるということです。

以前糖尿病の方が、水を替えたところ、血糖値が上がったといってクレームをつけてこられたことがありました。

そのとき私はどう説明して良いかわからず、すれちがいに終わってしまいました。それからもときどき同じことを訴えて来られることがありました。

あるときふと「自覚症状はどうですか」とききますと、「あ、そういえば良くなっています」ということがあり、この現象を私は現在つぎのように説明しております。

生物は、環境に順応して生きています。

もし順応できなければ、絶滅するしかありません。私たち人間も同じです。私たちのほとんどは生まれてからこのかた、水道水という酸化水に仕方なく順応して生きて来ました。

ところがあるときから突然、真反対の性質を持った還元水に変わることになるのです。体全体は突然の宗旨替えを迫られたのです。ほとんどの方は、負荷のかからない還元水に抵抗なく順応できるのですが、ときには順応に手間のかかる方もあると思います。その間にたまたま血液検査が重なった場合にこのような変化が起こるのではないでしょうか。

それにしても、自覚症状は誤らずに効果を先取りして教えてくれているのだと思います。

ここで考えておくべき問題点があります。それは血液検査の基準値の問題です。

基準値とは、病気でない、すなわち健康と考えられる多くの人の平均値なのですが、水道水という非常に負荷のかかる水を飲料水としている人と、還元水を飲料水としている人の平均値と同列にして比較することは、科学的といえるものでしょうか。

思えば、現代医学は、水道水を基準にして成り立っているということになるのですね。

もし、還元水が飲料水として広く普及したなら、基準値はすべて書き換えられて、医学は根底から見直しを迫られることになるかもしれません。

私の治験例で多かったのは、私の専門が外科ということもあって、糖尿病性壊疽と、なぜか専門外のアトピー性皮膚炎でした。

そんなわけでこの二つの疾患の症例報告をほんの一部にすぎませんが、この後、少し詳しくお話しいたします。

第四章

糖尿病における臨床例

糖尿病は併発する合併症が厄介な病気

糖尿病について簡単にご説明しましょう。

私たちは、摂取した栄養分をいろいろな形で貯蔵し、必要に応じて、ＡＴＰに変換してエネルギーとして利用しています。

激しい運動時のように急にエネルギーが必要なときには、筋肉に蓄えられていた糖質（炭水化物）由来のグリコーゲンを優先的に利用しますが、蓄えは少なく、長時間の需要には不足です。

すると、脂肪組織や肝臓に蓄えられていた脂質由来の中性脂肪を脂肪酸に変換して、エネルギーを作ります。

このとき大量の酸素を必要としますので、有酸素運動には非常に有利になるわけです。

糖質は、グルコース（ブドウ糖）として手っ取り早く当座のエネルギーとして利用できますが、余れば筋肉や肝臓にグリコーゲンとして蓄えます。

前述のように貯蔵量は少ないため、糖質を取り過ぎますと、グルコースを介して中性脂肪に変換されて脂肪組織や肝臓に蓄えられるのです。

これら一連の糖質代謝に必須のホルモンが、膵臓のβ細胞で作られるインスリンです。

糖質の過剰摂取は、肥満ばかりか、β細胞の疲弊をもたらし、グルコースの処理が困難となり、高血糖をもたらすことになります。

血管はいわばグルコースの運搬を行う臓器で、貯蔵臓器ではありません。血中にグルコースが過剰にたまりますと、血中に活性酸素が発生し、血管壁の障害が起こります。やむをえずグルコースを尿中に排出するようになります。この状態を糖尿病といいます。

血管壁の障害は、やがて血管の破裂や閉塞をもたらします。

大中血管に起これば、脳出血、脳梗塞、心筋梗塞や閉塞性動脈硬化症、細小血管に起これば、糖尿病性網膜症、糖尿病性腎症、糖尿病性壊疽《えそ》や末梢神経障害等の厄介な合併症が併発します。

糖尿病性壊疽では毎年一万人以上が下肢を切断

糖尿病性壊疽は手足の末梢血管の血流障害が持続した結果、ついに手足の先端部に組織の壊死や潰瘍を起こす合併症の一つで、とくに足に多く起こります。どちらかというと男性に多く、五〇代以後に数年以上の糖尿病の罹患歴があり、それもあまり熱心に治療を受けていない方に多いようです。

発症のきっかけは、ちょっとした外傷や熱傷であることが多いようですが、きっかけもなく、手足の指先のしびれや痛みがだんだん強くなり、次第に指先に壊疽や潰瘍を生じることもあります。

このとき、すでに末梢神経麻痺があり、全く痛みを感じない場合もありますが、そのことが、外傷や熱傷を起こしやすくしていることもあります。

いずれにしても難治性で、血糖はコントロールしても血行障害を改善するのに有効な薬剤はほとんどなく、結局血行障害は進行し、そのうえ壊死となった部位に感染を起こしやすく、ＭＲＳＡやときにはガス壊疽や敗血症といったこわい感染症を併発する危険性があります。

そのため、やむを得ず壊死となった指は切断、進行性のものであれば、壊死の部分だけでは不十分で、切断後の義足のことも考慮して、足関節の上とか、膝関節の下とか程度に応じて切断部位を決めることになります。

毎年一万人以上が糖尿病やその他の血行障害で下肢を切断するといわれております。しかし、患者さんにとってみれば、自業自得という部分がなきにしもあらずとはいえ、突然、足を切断といわれてにわかには受け入れがたく、なんとか切断を免れたい一心で私の病院に来られたという方もかなりありました。

治療は「還元水の飲用」と「強酸性電解水による足浴」

私の治療方法は至って簡単です。

還元水のもつ重要性、とくに還元水を飲用することとの必要性を納得していただくことが大前提であることはいうまでもありません。

まずは、糖尿病に対する今までの治療経過と現在の症状をできるだけ正確に把握し、薬剤による血糖コントロールを続行あるいは変更して行うと同時に、電解還元水（電解水素水）の一日少なくとも二〜三リットル以上の飲用を厳守してもらうことを原則にしております。

局所の瘡処置は、食塩を添加した水道水を電気分解して生成した強酸性電解水による足浴を症状に応じて一日一～二回行います。瘡面は清潔ガーゼで十分に被覆するだけで、原則として局所に軟膏等の薬剤は一切使用しておりません。感染を合併しているときは、適当な抗生物質を投与することもあります。

すでに壊死となっている部分は、進行が止まったことを確認できた時点でその部分のみを切除します。このとき切除断端はそのまま開放性にしております。順調に開放瘡部に肉芽組織が出て来て、問題なく治癒に向かうものもあり、感染を合併したものや壊死が進行するものは治癒が遅くなったり、壊死部の切除を追加することもありますが、やむなく下肢の切断になる方もまれにはあります。

しかし、切迫した足の切断というせっぱつまったきっかけで私のところへ来られたことを考えれば、結果的に切断に至っても少しは勘弁していただけるのではないでしょうか。

治療期間は二～四カ月といったところです。退院時には血糖のコントロールもほとんどできており、多くの方は足の切断が指の切断だけで済んだことになるわけです。入院時の思い詰めた表情とは打って変わって生まれ変わったように明るい表情で退院していかれた方を何人もみて、その方の治癒力を引き出した還元水のもつ力の凄さを改めて感じている次第です。

しかし、これでめでたしではないのです。糖尿病は完治したわけではないのです。還元水のおかげで血糖コントロールは良好となり、薬剤もすこしずつ減量できていても、退院後にはのど元すぎればなんとやらです。またまた元の習慣に戻って、みすみす生まれ変わった人生を棒に振ってしまったという方のうわさを耳にして、やりきれない思いをしたこともあります。
糖尿病はまさに生活習慣病なのです。
それでは、典型的な二〜三の治験例をご紹介しましょう。

症例①　右足切断といわれ来院。第二趾のみ切断。インスリンは二カ月足らずで中止。三カ月後に退院　（五〇歳　男性）

五年前に健康診断で糖尿病を指摘されたが、体調もよく、自覚症状もないため、治療を受けないで放置していたところ、右第二趾の裏側に小さな血腫（血まめ）ができ、自分でつぶしたところ、感染して、治りにくくなりました。近くの内科で糖尿病の治療を受けながら近くの皮膚科で傷の治療をうけていたが、やはり治りにくく、市民病院の形成外科に入院したところ、右足の切断が必要といわれて、おどろいてネットで知った私の病院に転医することになりました。

来院時、右第二趾は完全に壊死に陥っており、第一趾の根元にまで拡大しつつあるといった状態でした。（巻末グラビア写真2）

HbA1cは一〇・九％（基準値四・六～六・二％）と高く、還元水二～三リットル以上の飲用とともに、インスリンと経口薬による血糖コントロールを開始しました。

右足は、強酸性電解水浴を毎日二回行いました。

壊死した第二趾は五日後に切断し、創は開放性としました。

還元水は毎日数リットルは飲んでいました。

切断後一時足部に膿瘍形成があり、切開排膿を行いましたが、その後は、拡大せずに、順調に治癒に向かい、インスリンは二カ月足らずで中止し、経口薬のみとしました。

HbA1cも順調に下がり、約三カ月後の退院時には五・三％になっておりました。

結局この方は、片足と第二趾の一本とを取り替えたということになり、本当に喜んで退院されました。

症例②　下腿切断といわれネットで知って転院。四カ月後、自分の靴を履いて退院　（五七歳　男性）

二〇歳頃健康診断で糖尿病を指摘された。以来ときどき入退院しながら、治療を行っていた。五七歳時、全身性の緑膿菌感染症に罹り、約二カ月入院治療を行っていました。

最初感染源がはっきりしなかったが、そのうち右足が腫れて、右下腿全体に拡大し、とくに右足の第四趾の腫れは著しく、足背にかけて数カ所の噴火口のような瘻孔形成があり、膿が出るようになりました。

おそらく右の第四趾が感染元であったと思われました。難治性のため、右下腿切断といわれて、ネットで知って当院に転医して来られました。（巻末グラビア写真3）

還元水の数リットルの飲用をベースとしては糖尿病は薬剤によるコントロールを行いつつ、感染した右足は強酸性電解水浴を行いながら経過を見ました。第二趾はX線写真で骨も一部融解しておりました。約四カ月後に、入院当初一一％台あったHbA1cも七・〇％に下がり、第四趾は少し変形、短縮しましたが、腫れもなくなり、噴火口もすべて塞がって自分の靴が履けるようになって元気よく退院しました。

退院後、奥様からいただいた手紙には、自分の足で歩いて旅行に行ってこられたことがどんなに素晴らしいことであったかと、お二人の喜びが書かれていました。それは地獄を見た方だけが味わえる喜びなのです。

現在も糖尿病の治療を続けておられますが、全身状態は安定し、旅行もしながら六七歳の第二の人生を楽しんでおられます。

症例③　第三、四、五趾まとめて大きく切断といわれ、ネットで見て来院。四趾のみ切断、三カ月後血糖コントロールも順調で退院

（四〇歳　男性）

二二歳時に、口渇、ふらつきがひどくなり、近医を受診したところ、糖尿病と診断され、即入院をいいわたされて約二カ月間入院治療を行い、約一年半治療を受けたそうです。

当時この方は営業関係の仕事に従事しており、食事は不規則で、三度の食事はほとんど外食ですましていたそうです。こういう食生活は過食、偏食なり、肥満になりやすくなります。

彼も体重約一〇〇kgの肥満体だったそうです。しかし治療の甲斐あって、な

んとか克服し、その後は特に治療を受けることなく、自営の仕事を始めました。

四〇歳になった夏、もともとあった右足裏のたこに何かがひっかかったのが原因か、そこから感染が起こり右足裏から足背にかけて赤く腫れ上がり、下腿まで拡大してきました。

近医で抗生剤の投与を受けて拡大は食い止めましたが、第四、五趾から足裏にかけて黒く壊死し潰瘍化し、難治性となったため、別の病院に紹介されて抗生剤を投与しつつ経過を見ておりました。X線上、第三、四、五趾の骨融解がつよく、骨髄炎を起こしているため、この三本の趾をまとめて大きく切断の必要ありといわれていたとき、たまたま、二〇年余り前にテレビで放映された当院の糖尿病性壊疽の治療についての私のビデオをネットで見て来られたということでした。

私のところでは、型通り還元水飲用と局所は強酸性電解水浴を行い、入院四

日後に最も壊死がひどい第四趾のみを切断しました。（巻末グラビア写真4）

以後は、痛みもほとんどなくなり、血糖のコントロールもHbA1c（基準値四・二〜六・二％）でみますと、入院時に九・六、一カ月後に七・二、二カ月後六・〇、三カ月後五・五と順調に経過して、約三カ月後に退院されました。

元気に退院される患者さんに巡り会う度に、薬剤や検査にあまり費用や時間をかけないで、本人の治癒力が遺憾なく発揮される環境作りを治療の主眼にすることの大切さを痛感しています。

そして二年あまり経って、彼がひょっこりやって来ました。最初壊疽を発症したとき感染源となった右足裏のたこの周りが少しじくじくしていました。まだ壊疽まではいっていませんでした。

調べるとHbA1cは九・三となっており、血糖値も高くなっていました。

退院後は近医で経過を診てもらっているそうですが、コントロールが不十分だと推測できました。無理もないことですが、自宅療養は、入院とちがって、還元水の飲用量の減少や、食事のバランスの取り方が甘くなってしまいがちです。放置すれば元の木阿弥になってしまいます。

幸い彼は自分の療養のあり方は、よく理解しておられるようなので、少しお灸を据える程度にしておきました。

一夜にして電解水の存在が全国に知れ渡った出来事

私にとって糖尿病性壊疽については、思い出深い症例が多く、電解還元水（電解水素水）の実力を見せつけられるにつけ、これまでの医療の在り方、現状、そしてこれからのあるべき姿を考える良い機会となりました。

それにしましても、今まで文字通り全国から来られた多くの患者さんを診てきました。久しぶりに私もその当時のビデオを見て、懐かしい患者さんや若か

り し頃の自分に再会して、この頃からの私の治療方法も治療成績も現在とほとんど変わっていないなあと、しばし感慨に耽った次第です。その頃の思い出を少しお話しいたします。

電解水臨床応用を始めて数年たった頃から、共同研究者である林秀光先生の本がきっかけで少しずつ全国のマスコミにも取り上げられるようになりましたが、取材陣の電解水にたいする興味も取り組む姿勢もまだ浅く、線香花火のように一過性の話題で終わってしまうような程度の取り上げ方でした。

私たちも臨床面では試行錯誤の繰り返し、理論的にもほとんど仮説の域を出ない頃でした。

しかし、一夜にして電解水の存在が全国に知れ渡ることが起こりました。

一九九二年六月一八日早朝、病院の守衛さんから電話があり、昨夜テレビに放映された水のことで、深夜より全国から電話が殺到してどうして良いかわからないとのこと。

そういえば深夜の日本テレビで櫻井よしこさんのニュース番組『きょうの出来事』の中で「驚異の水」という特集シリーズで、私が院長をしている協和病院での強酸性電解水を使った外傷や水虫の治療の模様や、前述の人体実験第一号の糖尿病の方と慢性C型肝炎の方の体験談等の、シリーズ二日目の放映が前日深夜あったことを思い出して、「しまった。こんなことになるのか。うかつだったなあ」と思ったがもう遅い。

結局、その日から数日は電話が鳴りっぱなしで、病院の他の回線も詰まってしまい、本来の業務ができない状態になり、何が起こったのかと電話局から問合わせがあったほどでした。

当院だけでは対応できず、急遽、電解装置メーカーや販売代理店に電話番の助っ人にきてもらい、なんとか切り抜けました。

短い放映時間ですから、「電解水とは」「アルカリ水とは」「酸性水とは」と区別も意味もわからない視聴者に電話でお答えすることは、ほとんど不可能な有様でした。

この放送が、その後の電解水の一大ブームを引き起こすきっかけとなったのは確かです。


思い起こしますと、その放送の少し前のことでした。当時日本テレビの報道局の腕利きのカメラマンであった松本洋さんから私に、導入したばかりの強酸性電解水の使用経験についての取材申し込みがありました。

これは水道水に食塩を加えて電解して生成した副作用のない消毒液として、私は、壊疽のみならず外傷、熱傷、水虫、さらには穿孔性腹膜炎手術時の腹腔内の洗浄に使っておりました。

一九九六年より、この生成装置は、手指や消化器用内視鏡の消毒の医療用具として認可されました。

松本さんは、この水の消毒面でのいろいろな用途の将来性に着目して、諸方面にわたる取材の一環として当院に取材となったわけです。

しかし、私はこの水より、もっぱら飲用のアルカリ性電解水（当時の呼称）に興味の中心があるわけで、これを避けては取材に応じられないということで林先生共々当時の知見の概略を話しましたところ、もともと、水に関して勉強していた彼は非常に興味を持ったわけです。

さすがに腰の据わった取材とインパクトのある映像が以上のような反響となったのでしょう。

その後も糖尿病性壊疽の二人の患者さんを対象に取材をして、第二弾、第三弾と放送を通して世に問い続けました。

一人は前に少し触れました、一日に一四リットル電解水を飲んだ方です。

五六歳の男性Aさんで、右足の糖尿病性壊疽のため右足切断を宣告されて、手術二日前に逃げ出すようにして当院に転院して来た方です。

最初のテレビ放送の六日後のことでした。入院中にもいろいろとエピソードの持ち主で、その素朴な人柄は職員にもとても愛されていました。

取材に際して私との打ち合わせは全くなしで、ぶっつけ本番を見事に演じたまさに名優でした。足の切断を免れて見事に社会復帰を果たしました。

もう一人の方は、五八歳の男性Bさんで、やはり左足の糖尿病性壊疽の方でした。Aさんのテレビ放送を見てやってきた方です。

初診のときに足の壊疽の状態をみて、私もさすがにその物凄い状態にたじたじとなりました。よくもここまで我慢していたものだ、これこそ直ちに下腿で切断しなければならないのではないかと思いました。

しかし彼は何としても切らずに治したいとの意思は固そうでした。

私も乗りかかった船とばかり、これも人体実験だと考え、既に壊死になっている足先三分の二は切断し、後はだめもとで切断するかもということで経過をみることになったのです。

長い経過中、ガス壊疽を併発して一時は、下手すれば命に関わる、切断も止むなしということもありましたが、下腿に大切開を加えて排膿し、なんとか切断を免れ、自力で歩行できるようになったという症例でした。

彼を終始支えたのは、彼の持ち前の明るい、陽気な性格で、それが難病克服の原動力になったものと思います。


この度、あらためて退院後の二人の自力で外を歩いている晴れやかな姿を映像でみて、私の知らないところまで、何度も取材を続けた松本カメラマンの執念と、まだ海のものとも、山のものとも知れない、その存在を知ってまだあまり間がないにもかかわらず、この水のもつ意味を直感的に理解し、それを世に問うた勇気に心から敬意を表したいと思います。

このように、一九九〇年代は私にとってもまさに蛮勇といっても良いほど、がむしゃらに、水とともに、臨床に邁進していた時代でした。

それができたのも、常に未知なるものに積極的かつ情熱的に立ち向かっていた元気な林先生の存在があったことを忘れることはできません。

第五章

アトピー性皮膚炎の克服に向かって

還元水だけを命綱にしてがむしゃらに突っ込んでいった〝いばらの道〟

アトピー性皮膚炎は、アレルギー疾患のひとつで、現代医学でもまだ、原因も治療法も十分な解明ができていない、厄介な病気です。死に至る病ではありませんが、この病気にとりつかれると精神まで異常を来たしかねません。

ですから、私はいつも、アトピー性皮膚炎は半分精神の病であるといっているのです。

患者さんも多く、男女を問わず乳児期から成人まで発病し、病状も多種多様で、社会や家庭といった周囲の環境から孤立しがちな、先の展望も希望も持てないまさに現代の業病であるといっても差し支えないでしょう。

水と関わるようになって、アトピー性皮膚炎に接したとき、私は皮膚科は素人同様ですし、学生時代から、皮膚科は苦手でしたから、君子危うきに近寄らずとばかりに敬遠していました。しかし、それでは、病気を選ばずという還元水使用に関する私の原則に反するということで、おそるおそる手を染めることにしたのです。ところが、それは案の定、私にとって、いばらの道に踏み込んだような大変なことだったのです。

私は、素人同然の蛮勇で、ただ還元水だけを命綱にしてがむしゃらに突っ込んでいったのです。

副作用の強いステロイド剤をはじめ、ほとんどの軟膏類を止め、ひたすら還元水を飲用することを強いるようにすすめました。

現在でもステロイド軟膏が薬剤治療の中心ですが、それまで使っていたステロイド剤で押さえ込んでいた皮膚炎が、それを中止したために、リバウンドといいますが、皮膚炎症状が一気にぶり返して、中には今まで経験したことのないような、ひどいリバウンドに襲われるようなこともありました。

とくに、乳児にそれが起こりますと、母親がパニックになってしまい、子供よりは母親の方をケアしなくてはならないというようなこともたびたびありました。

ステロイド剤中止で襲ってくるリバウンド

リバウンドは急性炎症の再燃という形をとるものが多く、かゆみ、いたみ、じくじく、ごわごわ、ぼろぼろといった症状をともなった発疹が複雑に混ざって、体のあちこちに交互に出現したり、ひどいときには全身に一度に出現することもあります。

とくに患者さんを悩ませ苦しめるのは我慢のならないようなかゆみで、絶え間なくつづいたり、突然発作的に襲って来たりと、まさに生き地獄というような状態になることもあります。

我慢できないかゆみのため、かきむしってあちこち血だらけになり、鏡をのぞくとお化けや妖怪とも見紛うばかりの自分を見ることもあります。

当然、日常生活はむろんのこと通学や、通勤、業務にも支障を来たし、休学や休職はやむなし、なかには、職場を追われるという方もあり、病気とのいつ果てるとも知れない、絶望的な戦いに、心身ともに疲れ果て、自律神経に失調をきたし、さまざまな不定愁訴に悩まされたり、周囲とのコミュニケーションが完全に途絶して、引きこもりとなり、廃人寸前に陥る方もあります。

リバウンドの如何を問わず、心身の症状の強い場合には、一時的に抗アレルギー剤や抗神経薬の助けを借りることもありますが、薬は、いわば緊急避難にすぎなく、薬が病気を治すのではないのです。

ひたすら還元水の飲用をつづけてもらいます。ただステロイドを中心とした軟膏類は絶対に使用せず、皮膚炎の強い局所には還元水浴や還元水のスプレーでしのいで急性症状が通り過ぎるのを待ちます。

このような治療を始めた初期の頃は、患者さんを叱咤激励して何とか地獄を抜けたと思い、少し症状が良くなると、やれやれ水を替えてよかった、水はやっぱり凄いと患者さんと喜びあっているのもつかの間で、また同じような症状がぶり返して来ますと、患者さんは、今までいろいろ治療を試みて、ことごとく裏切られたという、この病気の治癒に対するもともとの自信のなさからくる不安が頭をもたげて来ます。

そのうちに症状がますます悪化して来ますと、あの悪夢のような記憶がよみがえり、次第にパニックに陥ります。

そうなりますともうだめで、以前と同じ地獄が再現します。そんな患者さんを前に私はただ茫然自失の有様でした。このようなことが二度や三度ならず繰り返しますと、やっぱり水もだめかと去っていった患者さんもありました。

こんなことが重なりますと、さすがに私もなぜこうなるのかと自信喪失に陥り、やっぱりアトピーには手を染めなければよかったと心底悩みました。

救いの神「アトピー克服者」に出会った

アトピー治療の壁にぶち当たっていたちょうどその頃、水の講演で行った長崎の会場で、ある男性に出会ったのです。

思えば、これは私にとりましてはまさに天の配剤ともいうべき出会いでした。交換した名刺に、「アトピー克服者、アトピーでお悩みの方はご相談下さい」とありました。

改めて彼を見たのですが、とてもアトピーとは思われません。大抵アトピーが治ったといってもどこかにアトピーの名残があり、彼のようにまったくアトピーの痕跡すらない方には会ったことがありませんでしたので、にわかには信じられませんでした。

聞くと、もう一〇年近く前に克服し、以来まったく再発していないとのことでした。これには驚きました。こんな症例に会ったことがなかったからです。

私はちょうどこの方が持って来ておられた、ステロイドを断ち、その後に起こったリバウンドとの壮絶な戦いの有様を記録した多くの写真を拝見しました。そのときまず思いましたことは、治るめどもない状態から始めて、よくも写真を撮る気になったものだということでした。

私もたくさんの患者さんの写真を撮らせていただき、いろいろな症例を経験していますから、写真から患者さんの気持ちというか精神状態がよくわかります。

いま完全にアトピーから開放されているこの男性の現実をふまえて、しばらく写真をながめているうちに、ハッと気がついたのです。

慢性疾患やいわゆる難病は、回復する場合には一方的に右肩上がりに回復することはなく、増悪と寛解を繰り返しながら回復することはよく観察されることです。

そうか、リバウンドから抜け出すときも同じなのだと気がついたのです。

つかんだリバウンド対処法

リバウンドは程度の差はあれ、ほとんどの方に起こります。なかには生まれて初めて経験したほどのひどいリバウンドに見舞われる方もあります。

しかし還元水を飲みながら、頑張っているうちになんとか通り抜けることができますが、ここで喜んではいけないのです。

やっぱり水を替えてよかったと思って手放しで喜んでいると、また症状が出て来ます。

そうなりますとアトピーの患者さんは、もともとこの病気を克服する希望も展望もない自信喪失の状態にある方が多いわけですから、やっぱり水も駄目かと思い、あの苦しかったリバウンドの有様を思い出し、パニックに陥ります。

こうなるともうだめです。やがて先刻通り過ぎたと同じひどいリバウンドがやって来ます。いや招き寄せたわけですが、泥沼です。

今まではこの泥沼に私も患者さんもはまり込んでぐるぐる舞いをしていたのですが、長崎から帰ってからは、このような患者さんには、最初のリバウンドが回復したときに、

「また次のリバウンドが来ますよ。でも心配はいりません。きっとこの前のリバウンドよりも軽いはずです」

と予告しておくのです。そうしますと患者さんは、安心してリバウンドに対処する心の準備ができるのです。

二回目のリバウンドが過ぎた頃に
「今度のリバウンドはどうでした」
とたずねますと、必ず
「今度のリバウンドは楽でした」
と答えます。暗示の力の凄さです。

こうなりますと、患者さんはリバウンドを克服するパターンに入ったことになるわけです。

なかには、経過をたずねますと「今、何回目のリバウンドを過ぎたところです」と完全に自分の病気を手のひらにのせてしまっているような方もあります。

リバウンドを克服できた方は、今まで、自分の病気とばかり向き合っていた、内向的、消極的な暗い自分から開放されて精神的にも安定しており、何よりも自信が生まれてきます。

ここまで来ますと、気がつけば病気は完全になくなっているぞということになるのです。

以来私は、アトピーを克服した方やそれに近づいている方に会う度に、長崎の男性を思い出します。

彼は佐々木宏さんといいます。この本を書くにあたって彼に連絡をとったところ、先日神戸にわざわざ会いに来て下さいまして、じっくりお話を伺いました。

幼児期からあった軽い皮膚炎をアトピー性皮膚炎とはっきり自覚されたのは二三歳で、就職、転勤の合間の皮膚科巡りでステロイド剤を使いながら、徐々に症状は悪化し、三一歳時にいよいよステロイド離脱をはかるアトピーとの戦いが始まったわけです。

三四、五歳で完治するまでの彼の悩み、苦しみとの壮絶な闘いの有様を知りました。今まで一度も彼の闘病の有様を聞いたことがありませんでしたが、私が多くの患者さんを診て学んできたことを佐々木さんは自力で会得し、実践してアトピーを克服されたのです。

現在五四歳の彼の現代医学、医療のあり方に対する深い洞察は、私たち医師に対して、厳しい反省を迫る心の叫びであり、病気を克服できた方だけが発信できるものだと痛感した次第です。

彼の許しを得て、巻末に連絡先を記しておきます。

薬にだけ頼って一時しのぎで済まそうとしている医師

水を替えただけで良くなるのは幼児期までで、それを過ぎると、良くなったと思うと悪くなり、これを繰り返します。

それはおそらく幼児期までは、まだ自分を認識し、自他を区別し、自己をコントロールする自意識といえるものがなく、従って当然自分が病気であるという認識もありません。

いわば犬猫と同じで、現状や将来に対する不信感も不安感もなく、あるがままを自然に受け入れることができますので、還元水の実力が十分に発揮できることになっているのではないでしょうか。

幼児期以降になると自意識が育って来ますが、アトピー発症とともに、両親とくに母親と病院巡りが始まりますと、医師と母親が共同で病気を刷り込んでいくことになります。

それが持続したり、反復したりするうちに自意識ができるにしたがって、次第に自分は病気である、または病人であるという認識をもつようになり、症状の辛さも加わって、どんどん病識が強固になります。

こうなりますと、もう立派なアトピー性皮膚炎の患者になってしまったのです。

自分に一番身近な存在である母親が、明けても暮れても動揺したり、パニックになっていることの原因が自分にあることを理解できるようになりますと、自分は大変な状況におかれているのだと感じたり、思ったりするようになります。

そして自分とは離れた存在のように感じていた病気の自分が次第にその距離を縮めて近づいて来て、ついにはもとの健全な自分と病気の自分が一体となり、結局自分は病人なのだという認識が完成します。

つまり、すっかり病人になってしまったわけです。そうしますと自分がこれから先のことを考えたり、想像したりすることは、本来の健康な自分に代わって病人の自分がそうするわけですから、常に病気を大前提にしています。

病人にプラス思考や積極思考ができるはずがありません。

マイナス思考や消極思考があるだけです。そこからは、病気から抜け出してもとの健康を取り戻すという明るい展望が開けるわけがありません。

何もわからない乳児期や幼児期には、母親がやっきになってかわいい愛児を病人に育て上げようと努力し、物心ついて自他を区別して理解できるような年頃になると、今度は親子が協力して病気の完成に向かって努力を続けるということになります。

そうして病はますます膏肓に入るというわけなのです。それを助長するのが、薬にだけ頼って一時しのぎで済まそうとして、患者の現状を実感できない医師ということになるのではないでしょうか。

患者にとって大切なのは「病気があってもなくても問題にしないこと」

ではどうすればよいのでしょうか。

それには病気の自分と決別するしかありません。病気の自分を完全に無視することです。

無視するということは、「病気の自分よ、私から離れて消え去れ」とか、「諸悪の根源ともいえるこの病気に苦しんだ部分を自分の人生から差し引き、無かったことにする」ということではありません。

これでは、病気を無視するどころか、病気を認めていることになってしまいます。病気に対して意識過剰になっているわけです。

無視するということは、自分は病気になることをあるいは病気と闘うことを目的に生まれて来たわけではないのだから「病気よ去れ、去ってくれ」ではなくて、

「病気があってもなくても問題にしない」

ということです。

「一切病気にかまけないで、病気から意識を完全に反らすこと」

こそ重要なのであって、病気と闘うことが毎日の最重要事であってよいはず

がありません。

本当にあるべき自分の人生の目的に向かって生きて行こうという強い意志を堅持し、努力する以外にないと思います。

何かに頼って病気を治そうなどと甘っちょろい方法や考えで、病気が治るはずがありません。

治病に便法はないのです。これは、アトピー性皮膚炎のみならず、がんをはじめすべての難病にいえることですが。

このように心を転換しますと、還元水飲用だけではなかなかできなかった最後の一皮がスルリといとも簡単にむけて、発病以来味わったことのなかった本来の自分の美しい皮膚を取り戻すことになるのです。

そのときこそ天から授かった生命力、治癒力の凄さ、素晴らしさを実感できる瞬間だと思います。前途洋々たる新しい世界に生まれ変わったのです。

アトピー性皮膚炎に対する還元水応用の三原則

〈アトピー性皮膚炎に対する還元水応用の３原則〉

原則①　飲用水を完全に電解還元水（電解水素水）に替える

原則②　ステロイドを完全に中止する

原則③　必ず「病気を克服できる」という強い信念と希望を堅持する

原則①は説明はいらないと思います。

原則②は軟膏類、特にステロイド剤は、一時的には症状は軽快することもあります。中にはすっかり治ったかのように効くこともあります。

しかし所詮は薬です。その作用が切れるか、効かなくなれば症状はぶり返して来ます。

結局一時しのぎの連続ということになって、薬がなければ夜も日も暮れない、立派なアトピー性皮膚炎患者になってしまうのです。

こうなっては先にお話ししましたように、副作用といった厄介な問題がでてきます。そうなりますと次の原則③は机上の空論になってしまいます。

原則③は病気の方すべてにいえることですが、特にアトピー性皮膚炎の方には大切な原則です。長い長い、いつ終わるともわからない病気との戦いに疲れ果て、病人になりきっている方にとって、最も必要なことは、

「この病気は決して不治ではない、克服できるのだ」

という希望なのです。

私はすでにお話ししましたように、克服できた方をたくさん経験しましたし、これからも経験できると確信しています。

つまり、「大丈夫、必ず治りますよ、ご安心なさい」ということなのです。

症例① ひどいリバウンドの皮膚炎で来院。しぶしぶ飲んだ還元水で消失。三カ月で無事退院（女子高校生　一七歳）

今から二〇年余り前のこと、まだ、電解水が還元水ということがわかっていなかった頃のことです。

全身いたるところ痛々しい皮膚炎に覆われた女子高校生が母親につれられてやって来ました。私は、彼女を見た瞬間にこれはリバウンドだと思いました。母親の話では、彼女は生後間もなく発症して、お決まりのように医者巡り。ステロイドを使いながら、東に西に全国いろいろな療法を求めて歩きましたが、改善がみられませんでした。（巻末グラビア写真5）

最後に皮膚科の専門医の指示でステロイドを中止したところ、今まで経験したことのないひどいリバウンドに見舞われて、途方に暮れて、私を尋ねて来られたということでした。

ところが、母親は電解水に望みをかけて来られたわけですが、娘さんは、当初から、何も信じない、何もかも拒否するという表情でした。

おまけに皮膚科の専門医でもない変な医者が、なんだかわけのわからない水を飲めといっている。今までいろいろなことを試してことごとくだめだった経験から、無理もないことですが、何も信じられないまったく取りつく島もないという状態でした。

母親によると、「なんでこんな私を生んだの」とやり場のない怒りをぶつけていたそうです。

ここは母親から引き離すことが大切だと考えまして、入院をすすめたのです。ところが入院してからも怒りは収まらないのか、病院のスタッフが水を持っていっても硬い表情で手をつけようともしなければ、口もきいてくれませんでした。

私の方は水しかないわけで、辛抱強く待っているうちに、根負けしたのか、しぶしぶ飲み始めました。

すると三カ月も経たないうちにリバウンド症状はほとんど消失し、無事に退院することができました。

症状の改善とともに、彼女は明るくよくしゃべる本来の性格を取り戻していました。当時は私もよく理解していませんでしたが、今から考えますとこの症例は、リバウンドのひと山を越えたところだと思います。

その後の経過を残念ながら知りませんが、第二の山、第三の山とくると思いますが、最初の大きな山を越えたという事実は、このアトピー性皮膚炎は克服できるという保証をもらったようなものなのです。

それはともかく、水を飲むのに、素直に前向きにではなく、しぶしぶ後ろ向きに飲んだのに、良い結果が出ることもあるのだと考えさせられた一例です。

症例② ステロイド剤を使って両腕、両手に醜いケロイド状の盛り上がり。水を替え、心を入れ替えて二カ月で別人に （男性　二三歳）

ある女性が、弟であるこの男性を連れて来ました。（巻末グラビア写真6）

自宅には電解装置が設置してあるにもかかわらず、まったく飲まないで、ステロイド剤ばかり使っており、両腕や両手の皮膚に醜いケロイドのような盛り上がりがたくさんできて、どうしようもなくなっているので、入院させてとにかく水を飲むように指導してほしいということでした。

確かに、顔面、両腕や両手背に皮膚炎やケロイド様の盛り上がりがありました。彼は、一見ふてくされた顔つきで、しぶしぶついて来た感じでした。

とにかく入院させて様子をみようということにしたのです。そうして入院した彼をだまってみていますと、ほんとうに全く水を飲もうとしません。習慣がぜんぜんできていないのです。

何日かしてついに堪忍袋の緒が切れた私は、彼を呼んで説教したのです。

一体入院しているのは何が目的で、誰のためなのかをこんこんと話しました。わかったのかわからないままなのか、とにかく少しずつ水を飲み始めました。

そして二カ月経ちました。彼はまるで別人のように変身していたのです。あの醜いケロイドがほとんど消えていました。とくに両手背のジャガイモのようなこぶが跡形もなくなっていたのにはまったく驚きました。

彼の表情もまともな青年のそれになっておりました。

水を替え、心を入れ替えると、ひとの持つ治癒力というものは、医学的には説明のつけられないような力を発揮するものなのだとつくづく教えられた症例でした。

症例③　入院してステロイド剤を中止したいと希望。一カ月後にリバウンドのピーク。そのまま前進して跡形もなくなり一カ月で退院（女性　一九歳）

彼女は、自宅に電解整水器があり、還元水を飲んではいますが、永年お化粧のように使っていたステロイド剤を止めなければと思いながら、リバウンドが怖くてできなかったのです。

そこで私のところに入院してステロイドから抜け出そうと考えてやって来たのです。（巻末グラビア写真7）

私は、リバウンドは起こるかどうか、またその程度もわからないのだから、起こってから入院することにしたらとすすめましたが、彼女はとにかく入院してからステロイド剤を中止したいといい張りますので、仕方なく入院してもらいました。

結果は彼女が正解でした。中止して一カ月後にリバウンドのピークが来て、お化けのようになったのです。

もし自宅でこのようになったら、いやここまでひどくなる前に、怖くなってステロイド剤に舞い戻ったかもしれませんが、入院中ですから、そのまま前進あるのみです。

すると一カ月後には跡形もなくリバウンド症状はなくなり、めでたしめでたしで退院しました、大きな一山が抜けたわけです。

ということは、彼女はアトピー性皮膚炎を克服できる保証書を手にしたことになるわけなのです。

症例④　幼児期からのアトピー、四六歳で来院時、アトピーの塊。二カ月の入院で彼は治療に向かうコツを掴んだ（男性　四六歳）

これは、ごく最近の症例です。私の現在の治療の方法をご理解いただければ幸いです。（巻末グラビア写真8）

生まれて間もなく発症。物心ついた頃にはほとんど毎日ステロイド軟膏を使用していたとのことです。

小、中、高校時代は比較的よくなっており、悪化したときだけステロイド剤を使用していました。

高卒後は商社の営業を約三年勤めて、退職。

二二歳のとき、もともと意中の金型加工業に転職するもアトピーは相変わらず一進一退で、ついに三〇歳頃にはステロイド剤がほとんど効果なくなり、かかりつけ医にさらに強い薬に変えようといわれました。

しかし自己流でステロイド離脱を始め、大変なリバウンドを何度も繰り返しながら、四六歳になってようやくなんとか離脱に成功したかと思った矢先に、夏場に会社の草取り作業があり、大量に汗をかいたところ、いっきに悪化してしまったのです。

顔面以外のほぼ全身に発疹がでて、とくに両下肢の滲出液が多く、ズボンの汚染がひどく、仕事ができる状態ではなくなり元の木阿弥に。

しかたなく退職し、精神的にも激しく落ち込み、途方に暮れているとき、たまたまインターネットで当院を知り、遠路関東からたずねて来られたのです。

来院時、この方は、一見してアトピーの塊といった感じで、顔は憔悴、首から下は皮膚がでこぼこ、ごりごり、まだらに赤黒く、一部じくじくといった有様で、地獄の底からやっとの思いで抜け出して来たという印象でした。

当日は、月に一回当院で開催している、私の患者さん向けの電解還元水（電解水素水）についての説明会の日でしたので、早速彼にも初めての試みである還元水についてじっくりきいていただき、入院となりました。

入院といっても特別の薬や治療があるわけではありません。ただひたすら還元水を毎日二〜三リットル飲用するだけです。

飲み方に特別の方法はありません。強いて何かを行っているとすれば、低温サウナか還元水浴です。これらは、強制ではなく、あくまで患者さんの自由です。

これらは、皮膚炎に対して鎮静効果があるようです。

私が彼にすることは、もっぱらメンタルケアのみです。彼は不眠を訴えていましたが、薬はよほどのことがないかぎり安易に投与することはしません。眠れないときは、眠くなるまで待てばよいのです。眠らなくてはと思わなくても、ひとは必ず眠るのです。眠らなくては生きていかれません。時間はいくらでもあるのです。

彼にこのことをよく理解してもらうだけです。自力で眠れたことを実感することが必要なのです。

このようにして二カ月たちました。顔貌は明るく、象のようだった皮膚のでこぼこは軽くなり、全体的にかなり人間の皮膚らしくなって来ました。まだまだ全治にはほど遠い状態ですが、彼は、精神的にも、肉体的にも治癒に向かうコツを掴んだのです。これ以上入院の必要はありません。

これからは彼が自分で病気に立ち向かうときが来たのです。もちろん必要なら、いつでもフォローはするつもりです。

第六章

現代のがん治療に思うこと

がん三大療法について

がんの死亡者数は一九八一年に心疾患を抜いて第一位となり、以来二位以下をどんどん引き離し、毎年四〇万人近くになっております。

たしかに医学は全体としては目覚ましく発達してきましたが、がんに関してはそうともいえないのではないでしょうか。

なぜなら、がんの診断機器や診断方法の進歩により、その診断能力は著しく高くなってきて、がんと診断される患者さんはますます増加していますが、死亡数もその上を行く勢いで増加して、治療が追いつかないというのが現状です。

たしかに三大療法は、現代医学の大きな柱であり、その果たして来た功績は非常に大きいものがあります。

三大療法はご承知のごとく、手術、放射線および化学療法です。

そのうち手術と放射線療法は、局所療法といって治療に先立ち、がんの部位と形をできるだけ正確に把握するために、いろいろな検査が行われます。

しかし、局所療法は、根治を目的として行われる限り、原則として同一箇所に一回限りの治療しかできません。

ですから、局所療法だけでがんが治ることは、極めて稀にはありますが、ほとんどは困難です。がんが転移するという厄介な性質をもっているのが大きな原因と思われます。

転移がわずかの箇所に限られているなら局所療法で対処できますが、一カ所に転移が発見されれば、その一カ所だけという保証はなく、当然まだ姿を現さない予備軍がある可能性は否定できません。

最初から多発性であれば、まったく局所療法は不可能になります。

がんは一個の細胞から発生しますが、その大きさは、直径一ミクロン（一〇〇〇分の一㎜）から一〇ミクロン（一〇〇分の一㎜）ですが、現代医学の検査の能力は、いいところ直径一㎝、細胞数にして約一〇億個といわれています。ということは、それ以下のものは医学の力では発見困難ということなのです。腫瘍の部位や大きさがわからないものに対して、局所療法ができるはずがありません。結局、転移という性質が、局所療法の限界を決定的にしているのです。

ですから、多くの場合、最後は化学療法という全身療法になってしまうのです。

全身療法では、その作用は全身に及ぶわけで、がんの部位や大きさには関係なく、体内にがんが存在していることが、はっきりしていなくても、疑わしい場合には可能というよりむしろ積極的に行おうとするわけです。

化学療法は三大療法の最後の手段といってもよいのです。ところが不思議なことに、世界中どこを探しても、白血病や悪性リンパ腫のような血液のがんのごく少数の症例を例外として、その他の多くの固形がん（肺がんや胃がんのように発生部位とか大きさがはっきり診断できるもの）で、明らかに化学療法のみで治癒したという症例は皆無に等しいという現実があるのです。

局所療法は転移にはお手上げ

以上でおわかりのように、現代医学のがん治療は三大療法の組み合わせで行われていますが、ほとんど治癒例はないといっても過言ではありません。

あるとすれば、局所療法である手術療法だけで、切除範囲の中にがん細胞がすべて収まっていれば、完治するはずですが、どんなに腕の立つ術者でも手術直後に「もう大丈夫です、がんは完全に切除しました」と太鼓判を押すことはできません。

多くの場合それは嘘になる可能性が高いことをよく知っているからです。切除範囲を越えて転移がないと断言できないからです。

局所療法である放射線療法も手術と同じことがいえます。

放射線はがん細胞と正常細胞の区別がまったくできません。当たるを幸い、放射線に触れた細胞はすべて障害するわけですから、正常細胞に当たる部分は極力小さくしなければならないために、どうしても肉眼で確認できないがん細胞を取りこぼしてしまうのは当たり前のことなのです。

そのうえ放射線を照射した同一部位には二度と照射できませんから、再発を防ぐことは不可能となるのです。

局所療法である手術および放射線療法の問題点は、がんの原発巣に対して根治を目指しての治療法としては、一回限りの治療法でしかないということです。

転移が見つかるようになったら、根治という点では、まったくお手上げになってしまうのです。

転移が一カ所であるという保証はありません。次々に出てくる転移や、同時に多発する転移には局所療法はまったく無力なのです。

全身療法は正常細胞が障害を受け続けること

現代の医学では、化学療法という全身療法では根治は不可能です。

現代医学は次々に新しい化学療法剤を投入してたくさんの薬剤を持っておりますが、がん細胞だけを攻撃して、正常細胞には指一本触れない、すなわち副作用のないという都合の良い薬剤を持っていません。

そのような薬剤を求め続けては来ましたが、未だに不成功に終わっています。

いやその目処さえ立っていないのが実情です。

でも副作用があっても、なんとかそれに耐えることができれば、正常細胞数よりはるかに少数のがん細胞の方が先に消滅するのではないかと考えられますが、そうは問屋がおろさないのです。

がん細胞の中にはがん幹細胞《かんさいぼう》と呼ばれる、女王蜂のように次々にがん細胞を産みつづけ、抗がん剤にやられるとみるやその抗がん剤に抵抗力を持った細胞に作り替えるという司令塔のような細胞があり、しかもそれ自身は薬剤にも強いという、まったく厄介な細胞がいろいろながんで発見されつつあるようです。

すなわち、がん細胞は、弱るどころか、ますます強くなるのに対して、分化のすすんだ正常細胞は、薬剤に対する抵抗力は容易には変化できないので、薬剤の投与量や投与回数に比例して、いつも障害を受けつづけることになります。

投与を始めた当初は受けた障害からの回復は早くても、繰り返されるうちに次第に遅くなり、ついに障害が蓄積して副作用として表にでるようになると、これ以上効力のなくなってしまった副作用だけのような薬剤は、毒薬以外のなにものでもなくなってしまいます。

それが化学療法の限界であり、現代医学が治療を断念するときなのです。

現代医学に早期発見はない

現代医学ががんを根治できない最大の原因は、発見が遅いということにあります。

現代医学にはがんの早期発見はないのです。現代医学が発見できるがんの大きさは、直径約一㎝、重さ約一g、細胞数約一〇億です。一粒の細胞から始まったがんは一〇億粒の塊になるまで、偶然のような例外を除いては発見できないということです。

細胞の増殖は一→二→四→八と倍々に増えます。

一〇億にまで増えるには倍々を三〇回繰り返す（二の三〇乗）必要がありま す。その時間は細胞の種類によってもちがいますが、早くても数年以上かかる と考えられています。

もしそのまま増殖をつづけて約一兆個、直径約一〇cm、重さ約一kgの大きさ になると、そのがんによってほぼ命を奪われると考えられています。

それにはあと一〇回倍々を繰り返せばよい（二の一〇乗）という計算になり ます。

そうしますと三〇回の分裂（二の三〇乗）で医学的に発見されたときが早期 発見であり、四〇回の分裂（二の四〇乗）で終局ということになるのです。

がんの発生から終局までを富士山にたとえれば、医学の早期発見は富士山の 七合目過ぎということになります。七合目まではがんの発見は不可能ということです。

ということは、多くの場合、がんが発見されたときにすでに検査で見えるか見えないかにかかわらず、転移があって当たり前ということなのです。

七合目を過ぎて発見したものを、早期発見といえるでしょうか。

現代医学が三大療法でがん治療に取り組めるのは、せいぜい七合目過ぎから九合目過ぎまでの短い期間に過ぎないのです。

つまり、七合目まではがんがあっても発見できなくて、九合目過ぎればお手上げということです。

これでは根治できなくても当然ということになります。

現代医学にがん克服の希望はあるのか

私たちは、がんと診断されますと、まるで死の宣告をうけたかのように驚き、落ち込みます。なぜでしょうか。

私たちは日頃、がんにまつわることであまりいい話を耳にしていないからです。現代医学が「心配いりませんよ。必ず治してさしあげます」と答えきれていないからです。

それどころかむしろ、治癒に対して悲観的なあるいは不明瞭な話で、患者さんを不安におとしいれるような対応しかできません。

それでも現代医学は、あらゆるがんに対して、それぞれガイドラインを作っており、三大療法を中心にして、その他の健康保険適用のある治療法を組み合

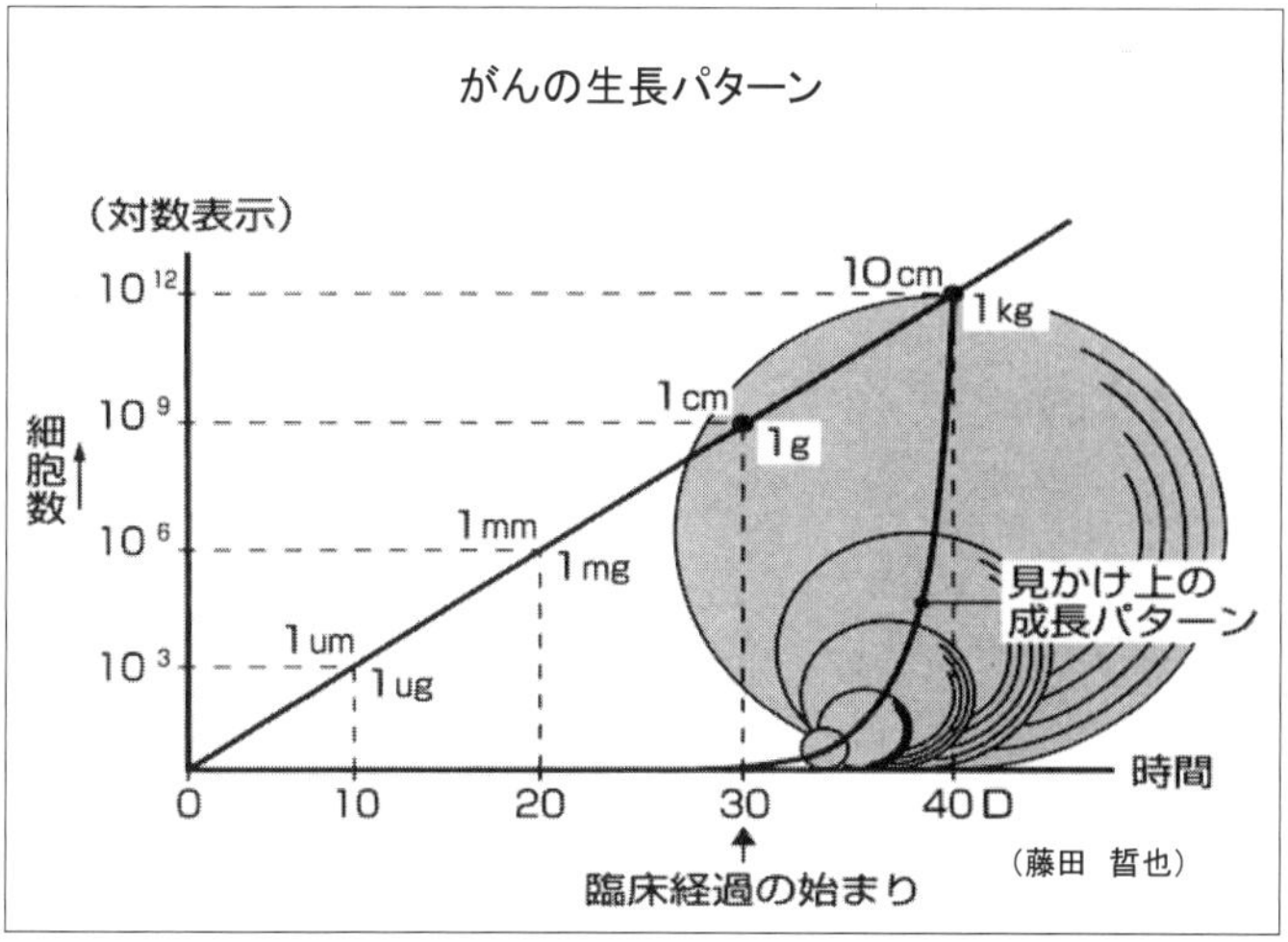

わせて、いわゆる集学的治療を行っています。

そのような治療を受けているあいだは、ひょっとしてこの治療で治るかもしれないという希望を持つ方もあります。

しかし、やがて多くはそれが幻想であったことを知ることになります。既に述べましたように、やがて遅かれ早かれ治療の限界がきますと、ホスピス、緩和ケアあるいはかかりつけ医による在宅医療にバトンタッチということになります。

これは、現代医学界における体のよい姥捨て山といえるかもしれません。そのときの患者さんの挫折感は、初めてがんを宣告されたときよりもはるかに大きいものと思います。

頼りにしていた医療から見捨てられたという絶望感は、察するにあまりあるものです。

これからどうすればよいのか、途方に暮れている患者さんをいわゆるがん難民と呼んでいますが、医学会や医療界はこの問題にどのような解決をつけようとしているのでしょうか。

がん治療の成果を、治癒率ではなく、五年あるいは一〇年生存率でしか表現できない現状では、常に完治を求めている患者さんと治癒はほとんど不可能、延命できれば御の字と考えている医療側とのへだたりの大きさに最大の問題点があるのです。

結局、現代医学には、三大療法の適応がある患者さんにだけ関心を持っているいいとこ取りの尊大な医療に陥りがちで、終末期へ移行していくほとんどすべての患者さんへの配慮が非常に稀薄であるように思われます。

がん温熱療法（ハイパーサーミア）はがん細胞を熱でやっつけ、免疫を活性化する

私は、一〇年前（二〇〇五年一一月）より、がん温熱療法を始めました。健康保険適用になっている治療で、正式には電磁波温熱療法（ハイパーサーミア）といいます。

がん細胞を熱でやっつけるという局所療法的な働きと、がん細胞に対して免疫を活性化するという全身療法的働きとを兼ね備えた副作用のほとんどない、しかも保険診療ができるため治療費が非常に安く、しかもあらゆるがんに効果

が期待できるという患者さんには申し分ない治療法なのです。

私はこの一〇年間に約一〇〇〇人のがん患者さんの治療を行いましたが、ほとんど治療上のトラブルはなく治療は週一回、計八回となっており、約二カ月かかりますが、大多数の患者さんが、治療後の体調の改善を感じておられます。ところが、一九九〇年に保険適用になっているにもかかわらず、保険適用の実施の方法に非常に不合理な問題があり、医療機関が高価な装置を維持することが、かなり難しく、全国でこの治療を行っている医療機関は一〇〇カ所余りなのです。

このがん温熱療法の評判を聞きつけて、あっというまに患者さんが押し寄せて来られましたが、一人の治療時間は四〇分ですから、一日に治療できる人数は自ずから限界があり、治療枠は常に満杯で、一時は四カ月近く待っていただくこともありました。

私のところでは一昨年より少し治療システムを改善して、ほとんど一カ月以内に治療できるようにはなっていますが、それにしてもなぜ、患者さんの需要に十分に答えられない形になっているのでしょうか。

私は三〇年来の還元水やその一年後に出会ったあるがん免疫療法との経験から、病気を治すのは私たちが生まれたときからもっている生命力、治癒力をおいて他にはないとの考えに基づいて多くのがんの患者さんを診てきましたが、そこから学んだがん医療の現状が、私にハイパーサーミアに目を向けさせたのかもしれません。

ハイパーサーミアを始めてからの広範囲にわたるがんの患者さんとのかかわりは、非常に濃密で、現代医療と患者さんとの間には、たくさんの問題点が横たわっていることを痛感しました。

医学や医師が病気を治す力を持っているのではない、医学や医師は積み重ねた経験と知識と技術で、私たちがこの世に生を受けたときに自然から授かった生命力すなわち治癒力が遺憾なく発揮できるように生体内の環境を整えるのが本来の使命なのです。

医学は自分たちの力で病気を治せると勘違いをしてはならないのです。

末期がん、がん難民に見る患者不在の医療側の論理

現代医療のなかでは、ハイパーサーミアの位置付けはマイナーもいいところで、副作用は少ないけれど、効果はほとんど期待できない三大療法の補助療法にすぎないと考えているがん専門医はたくさんいます。

また医療行政当局も三大療法との比較によるエビデンスを求めるだけで、三大医療専門医と同じ視点でしか見ていないようで、終末期のがん患者の現状がまったく見えていないといわざるをえません。

私が一〇年間、何とかペイするように企業努力を続けてこられたのは、ひとえにこの治療を行った患者さんに非常に喜ばれ、大部分の方がいわゆるリピーターになられるからなのです。

私は治療に当たって、患者さんとの面談に多くの時間をかけています。その結果、現代のがん治療の現実があからさまになってきました。

ハイパーサーミアを希望して来られる患者さんの多くは、いわゆる末期がんの方です。その多くはいわゆるがん難民ですが、なかには自らすすんで難民になられた方もあります。

治療を希望して来られる場合、できるだけ医師の紹介状をお願いしていますが、紹介状を書いていただく医師の姿勢にいろいろあって、現在の患者さんの現代医療における立場がよくわかります。

そろそろ治療も限界に近く、難民宣告をしなければならない頃合で、いわばグッドタイミングの場合には渡りに船とばかりに紹介状を積極的に書いていただけますが、反対に化学療法中であったり、とくに新薬の治験なり、データを収集中であれば、ワーストタイミングであり、まず完全に拒否されます。

それに逆らえば、間違いなく追放されることになります。

三大療法を中心とした集学的治療の一環として最初からハイパーサーミアを考慮している医師や医療機関はほとんどないのが実情です。

世界中の医師や医学会がこぞって作ったがん治療のガイドラインを金科玉条として、これに忠実であることが、がん治療のプロフェッショナルということで、自分の命を人質にとられている患者さんにとって、逆らうことはがん治療の最前線から脱落することを意味しているのです。

そこにあるのは、患者不在の医療側の論理だけなのです。

患者さんにとっては、たった一度の人生、たった一つの生命です。何ものにも代え難い絶対的に大事なものを医学の進歩発展の大義名分のもとに犠牲にしてよいものでしょうか。

私は、人命を犠牲にした人体実験の行く手に医学の目覚ましい成果が期待できるはずがないと信じて疑いません。

統合医療とは苦しんでいる患者さんに、病から解放されるように最適なものを提供できるように尽くすこと

近年、統合医療ということが盛んにいわれるようになっています。

統合医療とは一九七〇年代に、アメリカの医学者、内科医であるアンドルー・ワイルによって提唱された新しい医療の方法で、数ある代替医療の中から現代医療を補完するに適切なものを症例毎に選択して、積極的に採用して身体的、精神的さらには霊的な観点から全人的に患者さんにとって最適と考えられ

るきめ細かな医療を行い、その人の持つ自然治癒力を最大限に発揮させることを目的とした医療と考えられます。

アメリカでは多くの医学部に統合医療科があって、最初に患者さんを診た医師が、現代医学だけでは十分に対応できないと判断される場合には統合医療科に送ります。そこでは、患者さんをとりまく社会的、家庭的、宗教的環境、さらには患者さんの性格や人生観等を総合的に考慮しながら、現代医学や代替医療を統合して、最適と考えられる医療の設計図を作成し医療を実践することを学んでいるのです。

我が国にもこのような医療が一日も早く普及して欲しいものです。ところが現実は、統合医療という言葉だけが安易に一人歩きして、本当の統合医療とはほど遠い、まがい物もあるようです。

現代医療からドロップアウトした医師が、仕方なくか意識的にか知りませんが、現在のがんは治らなくて当たり前といえるような決め手のないがん治療の現状に付け込んだかのように患者さんの弱みに付け入り、世間一般の俗耳に入りやすい陳腐な理屈をつけて、エヴィデンスの乏しいサプリメントやその他の療法を適当に組み合わせたり、何とか療法、何療法といって仲間と語らってもっともらしく統合医療と唱えて商売にしている輩もあるようです。

それやこれやで患者さんは振り回されて、なにを選択すれば良いのか、なにを信じれば良いのか、泥沼に入っている状態の方がたくさんあります。

要するに、大切なことは、目の前の苦しんでいる患者さんにとって、今何が一番求められているのか、何が一番必要なのかを常に念頭に置き、最適のものを提供できるように力を尽くすことこそ最良な医療といえるのではないでしょうか。

その結果、患者さんの内にある生命力、治癒力が遺憾なく発現し、病から開放されることになるのだと思います。

これには医療界あげて全医療人が同一のコンセンサスのもとに心を合わせる以外に道はないのではないでしょうか。気の遠くなるような道のりですが。

私の考えるがん治療の在り方
——心配はいりません。がんを克服した人たちは、絶望的に見える今を出発点として、立ち上がった人たちです

最後に私が現在考えているがんの治療のあり方を具体的にお話しします。

これから治療を開始するという方には、私は、三大療法のうちお勧めするのは、手術と放射線治療、すなわち局所療法です。

局所療法は、もし転移がなければ、根治の可能性があります。たとえ転移があっても無理のない、機能障害の少ない程度に押さえることができれば、局所療法による細胞の減少は、のちのちの全身療法にとっても不利ではないはずです。

無理のないという条件付きでの局所療法（手術や放射線療法）が終わって次に全身療法に移るわけですが、私は現代医学が必ずといってよいほど採用する化学療法は選択しません。

その理由は前にのべた通りです。ただし、治療開始早期に手術目的で腫瘍の縮小を図るために一時的に行う化学療法はやむを得ないと考えています。

しかし、実際には手術は不可能なのに化学療法を行うことが目的で、手術は口実にしている場合もあるようです。


すでに現代医療のすべてが限界に来て、前述のようないわゆる難民になっている方たちには、現代医学から見捨てられてほとんど絶望の底にあっても、「心配はいりません。がんを克服した人たちはたくさんいます。その多くは、絶望的にみえる今を出発点として、立ち上がった人たちです」とお話をします。

実際にそのような治癒例は、私が知っているだけでもたくさんあります。

現代医学は一度見放した患者さんを顧みることはしません。治癒することはあり得ないと確信しているかのようです。

しかし現代医学が見放しても、エビデンス一辺倒の現代医学がはるかに及ばない自然から授かった生命力あるいは治癒力が働いた方たちは、全快できるのです。

全身療法の第一として私がすすめる還元水とハイパーサーミア

私が積極的におすすめする全身療法の第一は、生命活動の基本を支える還元水です。これはすべての治療の大前提だからです。

面談時間内では、水のことに触れる時間がありません。水については、月に一回、日を決めて患者さんに集まっていただき、私の三〇年間の経験から学んだことをお話ししております。

面談は患者さんが今いちばん必要としている治療は何かというところから始めなくてはなりません。ですから患者さんとの面談に十分に時間を取ります。

まず患者さんのがん発症の時期とその後受けてこられた現代医療（手術、放射線および化学療法）の内容と経過を、それから希望して来られたハイパーサーミアを知るに至ったいきさつをお聞きし、患者さんのがんにたいする今までに受けてこられた現代医療の内容をくわしくおたずねします。

それから、最後に患者さんが現在の、さらには今後予想されるご自身の病気の行方をどのように理解しておられるのかをおたずねします。

ハイパーサーミアは前述のごとく、健康保険の適用があり、治療費は格安のうえ副作用がありませんから、非常にお得な治療としておすすめしています。

さらには、費用のかからない腸管免疫を高める乳酸菌飲用療法を行っており、がん治療について私と共有できるコンセプトの持ち主である近在の医師にも紹介しております。

その他の温熱関係の理学療法や、サプリメントにつきましては、それぞれの患者さんの思い入れや相性がありますので、ご本人の自覚症状の改善につながり、継続できるということを条件に選択されるのはご自由であるとお話ししております。


最後に今後の方針について、私の理解している範囲でお話しします。

つまり、現在患者さんがおかれている現代医療体系の中での位置付けを理解していただくわけです。

多くは、既に現代医療すなわち三大療法を受けておられますが、なかには診断がついたばかりでこれから治療を受けるという方もあります。

いずれにしましても、私のがんおよびがん治療に体する見方や考え方をケースバイケースにお話しすることにしています。

　このとき大切なことは、私自身がそのがんであったなら、あるいは自分の家族であったならどうするかという視点を決して忘れないことだと思います。

その治療を実行するか否かを決めるのは自分の直感力

　がんという肉体の病気の治療法は、患者さん自身が自分でできることはあまりありません。すべて誰かにお願いするか、準備してもらうしかありません。そしてこれとこれを行えば治るという決め手になる絶対的なものはありませんし、誰にたずねても、教えてもらうことはできません。がんを克服した方たちにたずねてもわかりません。その方たちすべてに共通する治療法はないからです。

　このように決め手のないものの中から適切な治療法を選ぶとすれば、まずその方法の存在を知る、あるいはそれに出会うことです。どんな経路による出会いでも偶然ではなく、天が与えてくれた必然すなわち縁として受け止めることです。

出会いには自分の意思は介在しませんが、その治療を実行するか否かを決めるのは自分の意思です。

しかし、選択に当たって理屈は役に立ちません。理屈は常に後付けのものであり、良きにつけ悪しきにつけ確実なものはありません。

意思を働かす原動力は、その方の直感力です。直感力とは、その方のそれまでの生き様、人生経験から獲得した決断力あるいは勘といってもいいと思います。

その方にとってはまさに命をかけた決断です。直感力に従うべきだと思います。

このようにして決めた治療は「とにかくゴーなさい。やってみてだめだと思われたらやめればよい。そして次の出会いにかければいいのです」とお話しします。

患者さんご自身が心から納得できないものに、あるいは無理矢理に押し付けられたものに効果のあるものはないと思います。

病気は自分で治すもの
――病気を無視して、あたかも健康な人のように明るく、前向きに生きようと毎日毎日努力すること

最後にお話しすることは、結局、病気は自分で治すものということです。

前述のように、肉体の治療法はほとんど自分でできるものはありませんが、自分の病気を自分で治すことができないはずは決してありません。

私も今までがんを克服された方をたくさん見て来ましたが、中にはこの方は心が転換したから克服できたにちがいないと思われる方が結構おられます。

その動機が宗教であれ、精神修養であれ何であれ、とにかくこれらの方は、病気に対する恐怖心が全く無いか、自分が病気であることを全く意に介していないという心境に達しておられることです。

私たち人類は生物のなかで最も高い精神的発達を遂げた存在であると、だれでも思っておられるでしょう。

そうでしょうか。たしかに人類だけが文化、文明を発達させて来ました。チンパンジーやゴリラ等の類人猿とは肉体的には類似点が多いというより、あまり変わりがありません。

何が違うかといいますと、人類は、未来のことに対する想像力を持っています。想像力は創造力につながります。これが文化、文明を育んで来たと考えられます。類人猿にはそれがありません。

しかし人類だけが持っている想像力にもプラス思考とマイナス思考がありま

す。もし人類がマイナス思考しかないか、それが優勢であったとすれば、人類はおそらく栄えることなく絶滅していたことでしょう。

マイナス思考に陥ったときは、類人猿のみならず他の生物以下の存在に成り下がってしまうのです。他の生物は、プラス思考もしませんが、マイナス思考もしません。

私たちは、病気と宣告され、病状に悩まされたり、医師の治療を受けているうちに、最初は少し客観視できていた病気が、あるいは病気の自分すなわち病人としての自分が、だんだん接近して来て、ついにもとの健康な自分と一体化してしまい、つまり病人になってしまいます。

病人になってしまうと、何をするにも、何を考えるにも、常に病人が考えることになるわけですから、マイナス思考がもとになるに決まっています。これは常に病気を前提にした生き方です。

このような病人を生かすために治癒力、生命力が遺憾なくその力を発揮できるはずがありません。

病気と闘うには、病気を敵視したり、病気を叩こうとすることは、病気の存在を認めることになり、病気は無くなりません。

そのためには、病気のことを考え始めたとき、すなわちマイナス思考が始まったことに気付いたとき、直ちにそこで踏み止まり、何が何でもそれ以上前に進まない、何としてもそこから引き返す努力をすることです。

大切なことは、病気を無視して、あたかも健康な人のように明るく、前向きに生きようと毎日毎日努力することです。

これを避けては通れない人生修行と考えることです。そしてこの修行を常に全力で支えて下さるのが家族なのです。

家族のだれかにがん患者が出ますと、その方のがんが、その一家で一番大きな存在になっていて、家族全員がそのがんにお伺いを立てながら、毎日を送ることになってしまいがちです。

そうなりますと、その家族全体ががんという暗いもやにつつまれてしまい、そのがんにすべてを支配されることになるわけです。

そういう陰鬱な空気を断然排除し、明るい家族を取り戻すことに全員が心を一つにして努力することです。そこにがん治療の原動力があるのだと考えます。そうすると、たとえがんを克服できなかったとしても、すばらしい人生を手に入れ、人生の勝者になることができたことになるのではないでしょうか。

皆様のご健闘をお祈り申し上げます。

あとがき

私は、昨年喜寿を迎えました。素直に受け止めるには、まだいささか抵抗があります。

年を重ねるにつれて、光陰矢の如し、逃れられない時流の圧力と、本を書くことを勧めて下さった親しい方々の見えざる期待の圧力に圧倒されながら、あちこちと寄り道しながら悪戦苦闘の末、何とか形にはなりました。

結局、本書は私のささやかな半生の記というようなものになってしまいました。

何事にも無精のうえに無能な私のこと故、途中何度も投げ出したくなり、口実を探したり、苦悶しましたが、心の奥底に潜んでいた小さな反骨心に尻を叩かれたことが力になったことは確かです。

思えばどこまで行っても、どこまでやっても極め尽くすことのできない、医学や医療という宇宙に五〇年前に投げ出され、確たる目的も目標も定めぬまま、当てもなくさまよって来たような気がします。

もし、三〇年前に水に出会わなかったなら、どのように医学を学び、どのような医療を目標にしてきたかを考えますと、この幸運に感謝しなくてはなりません。

この間、水を共に学んだ先輩・林秀光先生や、還元水の本質に迫るべく大胆に活性水素の概念を世に問われた白畑實隆教授をはじめ多くの旧き仲間たち、永年多岐にわたって惜しみなく援助を下さった電解水素水整水器メーカー・株式会社日本トリムの森澤紳勝社長をはじめ社員諸氏、その普及に誠実に努力されたディーラー・三和株式会社の平哲朗社長以下多くの諸氏、さらにはメディアを通じて水の真相の一端を世に問うに大きく貢献された松本洋氏、貴重な体験の公開を快くお許し下さった佐々木宏氏をはじめ多くの方々等、数えきれないほどたくさんの皆様との出会いの中から多くを学ばせていただきました。

心よりお礼申し上げます。

稿を終わるにあたりまして、本書の出版に際し、いろいろとご助言とご指導をいただいたKKロングセラーズの真船美保子社長をはじめ、お世話になりました皆様に心より感謝申し上げます。

平成二八年二月四日

河村宗典

参考図書

『生命40億年全史』リチャード・フォーティ著　渡辺政隆訳　草思社
『生物進化を考える』木村資生著　岩波書店
『生命潮流』ライアル・ワトソン著　木幡和枝・村田恵子・中野恵津子訳　工作舎
『人はなぜ老いるのか』レオナード・ヘイフリック著　今西二郎・穂北久美子訳　三田出版会
『三八億年生物進化の旅』池田清彦著　新潮社
『なぜ生物に寿命はあるのか』池田清彦著　新潮社
『水の神秘』ウェスト・マリン著　戸田裕之訳　河出書房新社
『活性酸素と疾患』ヘルムート・シース著　井上正康監訳　学会出版センター
『フリーラジカル』近藤元治編集　メジカルビュー社
『腸内細菌の話』光岡知足著　岩波書店
『抗酸化水が健康長寿を実現する』林　秀光著　実業の日本社
『糖尿病は「活性水素水」で治せる！』林　秀光著　KKロングセラーズ
『アトピーは「還元水」で治せる！』林　秀光著　KKロングセラーズ

『ガンは「水素豊富水」で克服できる！』林　秀光著　KKロングセラーズ
『人間の体に「本当に良い水」はこれだ！』白畑實隆・河村宗典著　フォーシーズンズプレス
『健康に良い還元水研究の進歩』白畑實隆・濱崎武記・照屋輝一郎共著
Trends in Food Science & Technology 23（2012）124-131
『がん温熱療法ガイドブック』日本ハイパーサーミア学会編
『がんと闘う温熱療法と免疫』菅原　勉・畑中正一著　東方出版
『癒す心、治る力』アンドルー・ワイル著　上野圭一訳　角川書店
『なんくるないさあ。』吉野やよい著　主婦と生活社
『水の事典』太田猛彦他編　朝倉書店
『岩波理化学辞典』第五版　長倉三郎他編　岩波書店

佐々木宏氏の連絡先
TEL　095 824 0055
メール　charm0055@ybb.ne.jp
URL　www.geocities.jp/atopi0055/

30年間の臨床例から
水が教えてくれたこと

著　者　　河村宗典
発行者　　真船美保子
発行所　　KK ロングセラーズ
東京都新宿区高田馬場 4-4-18　〒 169-0075
電話（03）5937-6803（代）　振替 00120-7-145737
http://www.kklong.co.jp

印刷・製本　大日本印刷（株）

ISBN978-4-8454-2380-4　C0047　Printed In Japan 2016

写真１　事故によるMRSA感染をともなった脚の轢断創が数カ月で乾燥治癒した（本文32頁）

1．初診時

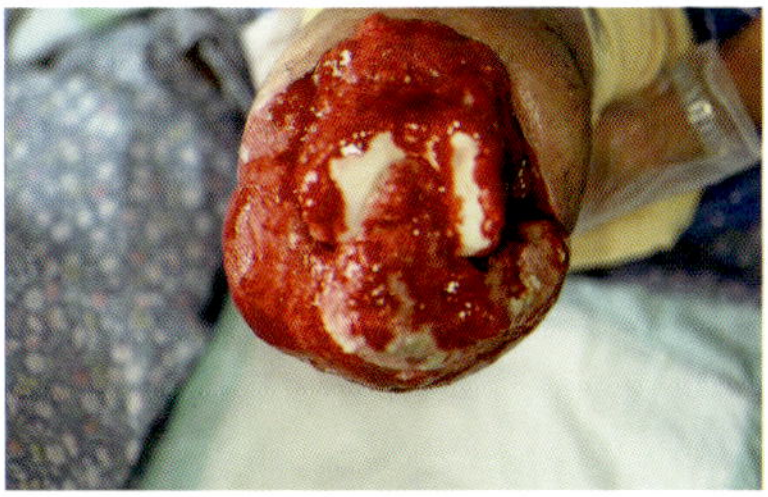

2

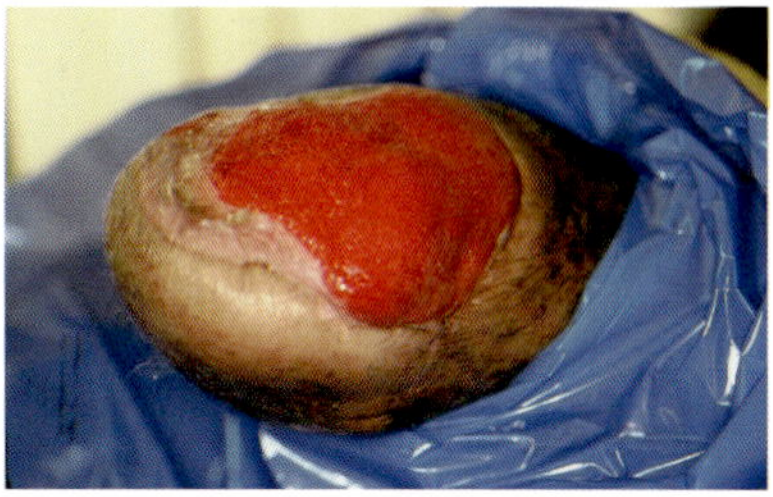

3

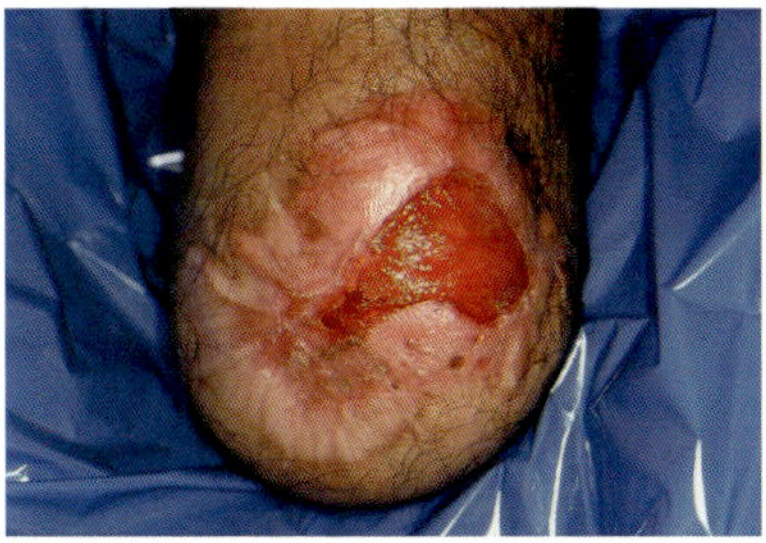

4．退院時

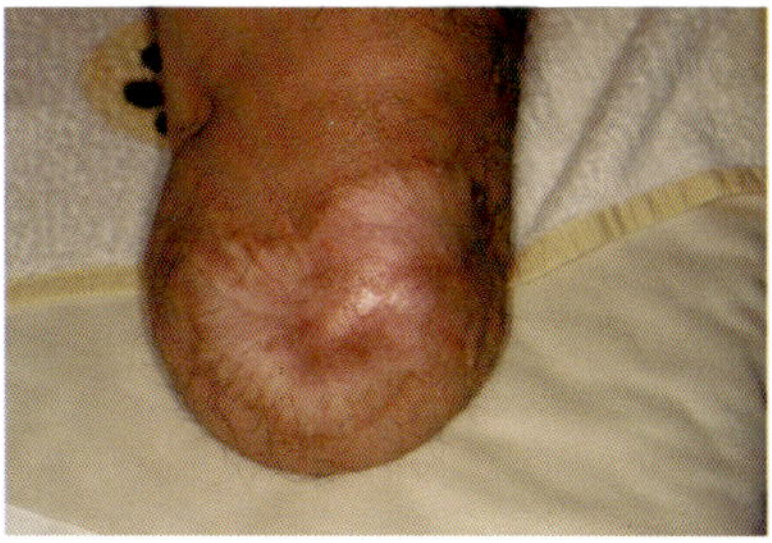

写真２　糖尿病からくる血腫が感染して右足切断とまでいわれたが、第二趾のみ切断で3カ月後に退院した（本文107頁）

1．初診時

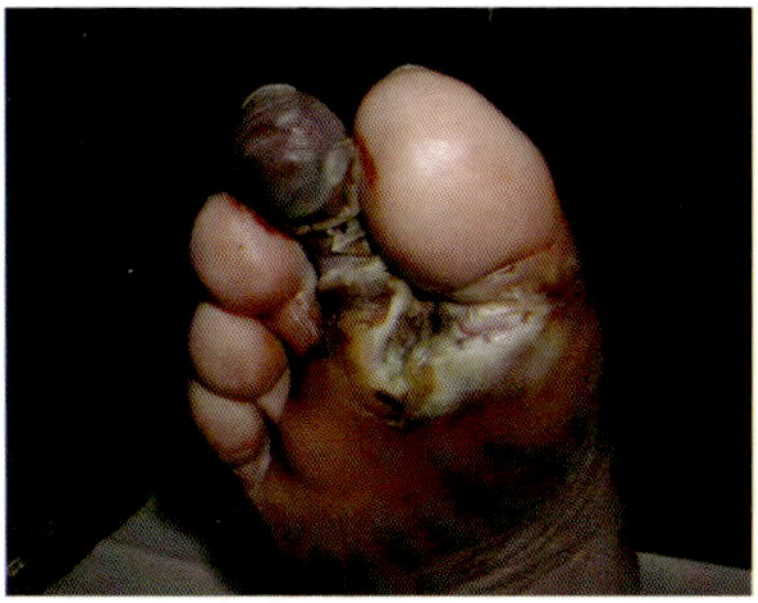

2．退院時

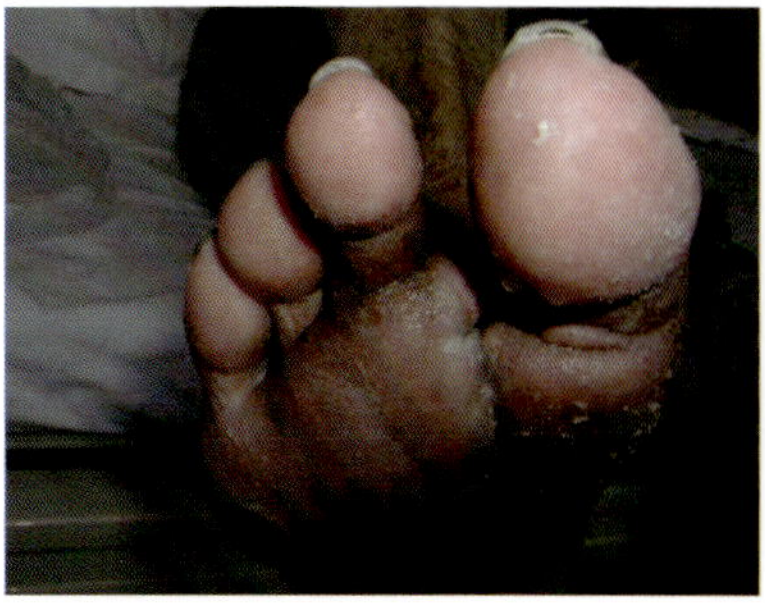

写真３　糖尿病からくる右足第四趾の腫れがひどく、下腿切断といわれたが、約4カ月後に退院できた（本文109頁）

1．初診時 → 2．退院時

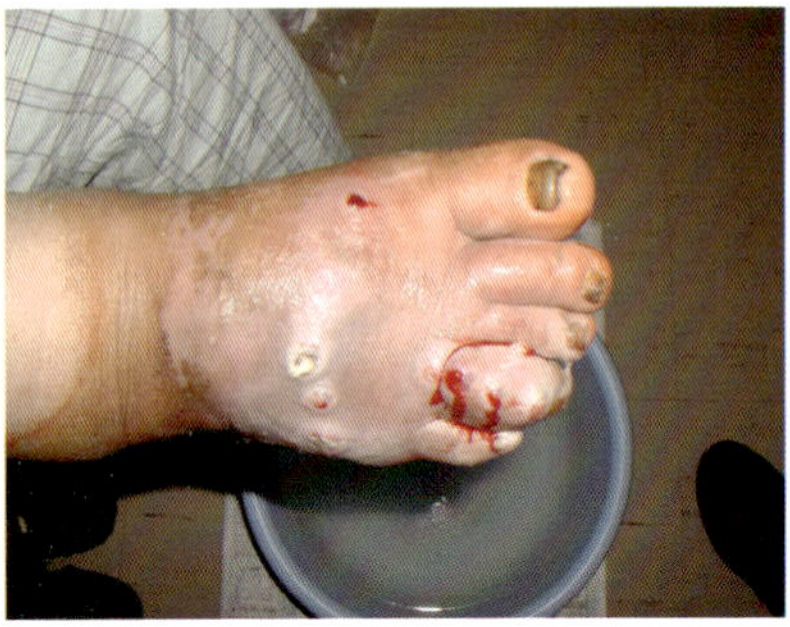

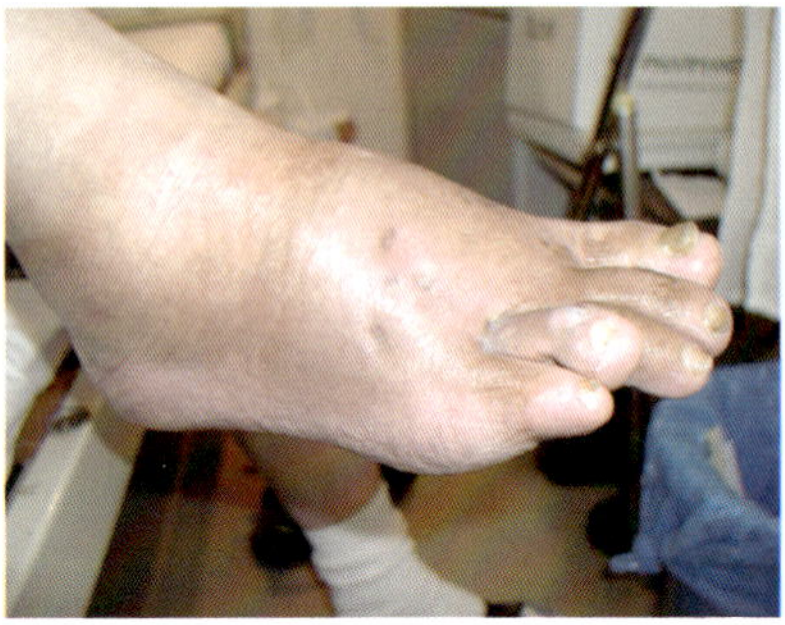

写真４　糖尿病からくる第四、五趾の潰瘍。第四趾のみ切断で約3カ月後に退院できた（本文111頁）

1．初診時 → 2．退院時

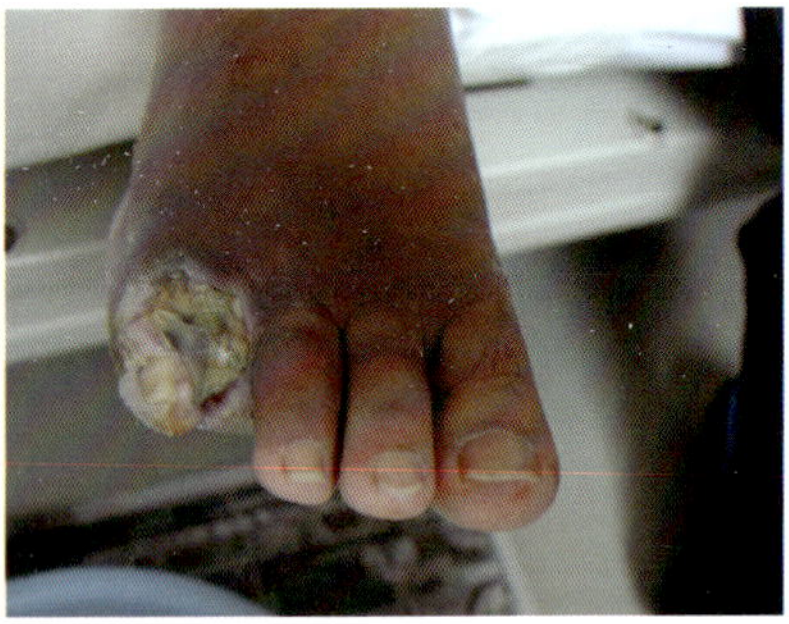

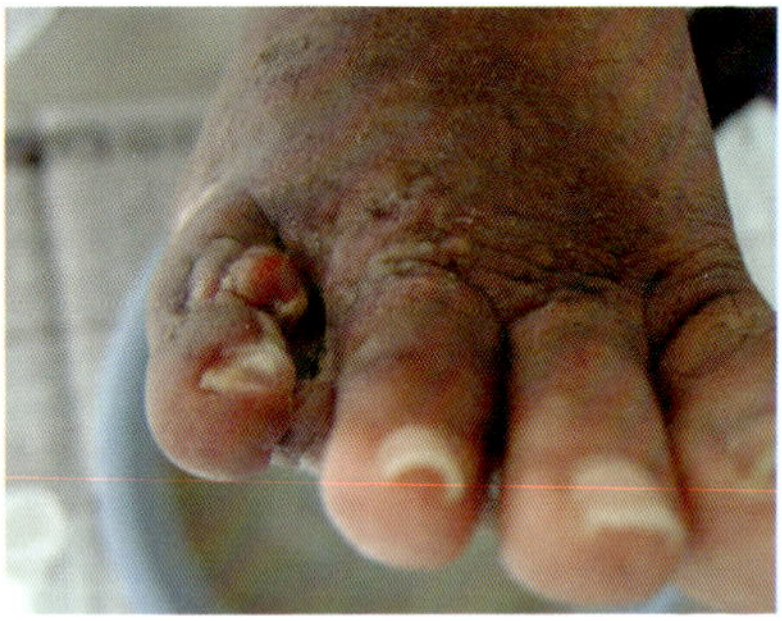

写真5　ひどいアトピー性皮膚炎が3カ月でほとんど消えて退院できた（本文143頁）

初診時 → ３カ月後

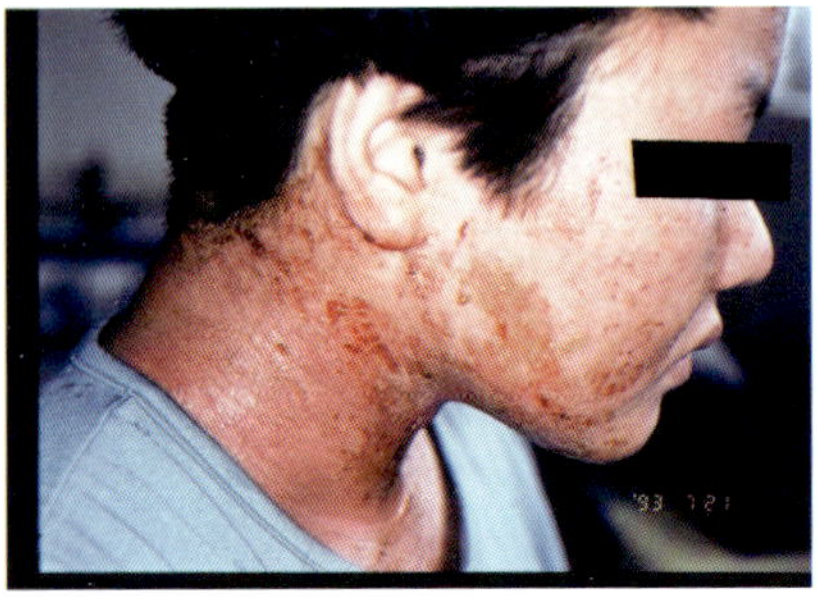

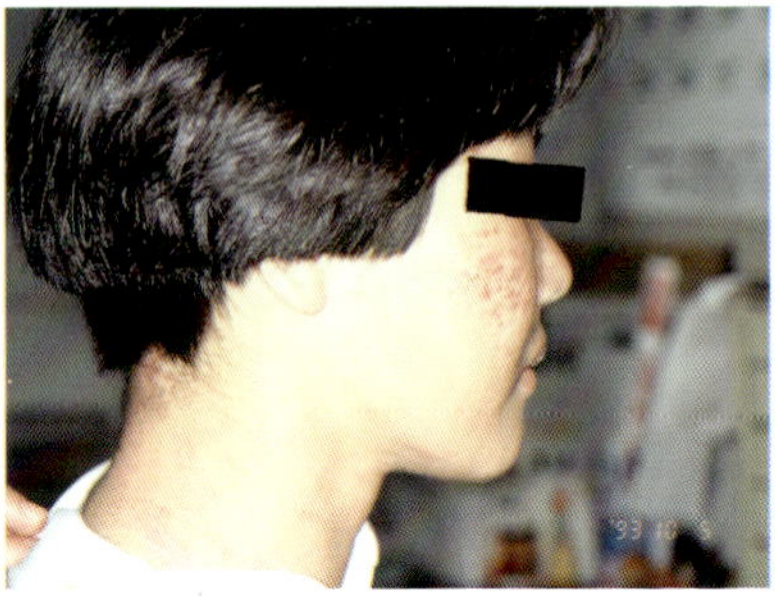

写真６　ひどいアトピー性皮膚炎が2カ月でほとんど消えた（本文146頁）

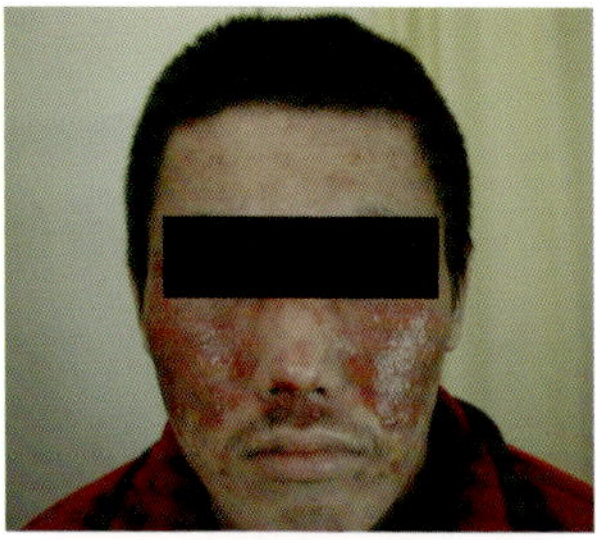

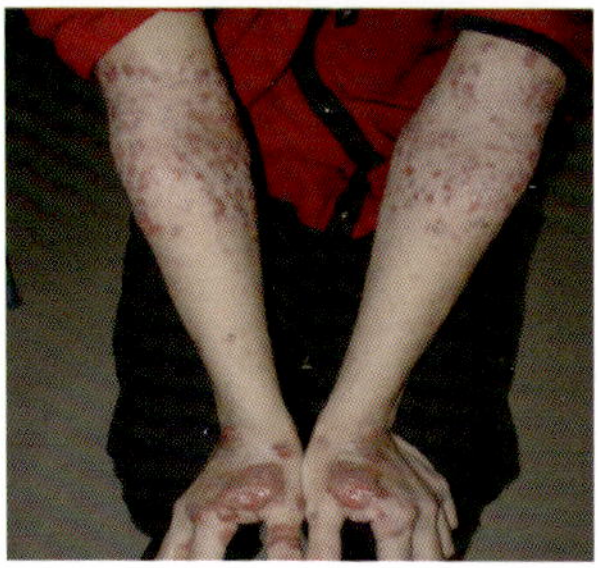

２カ月後

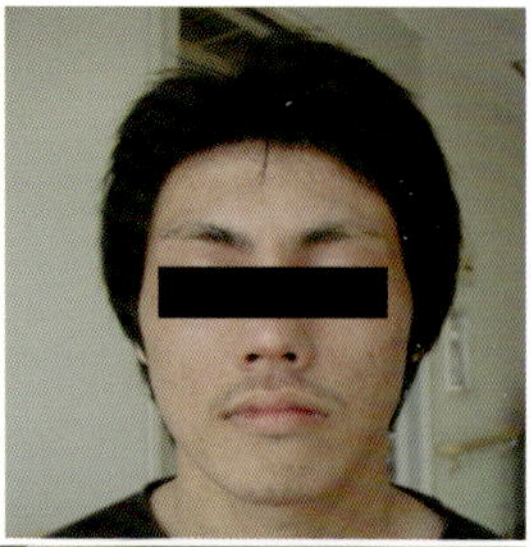

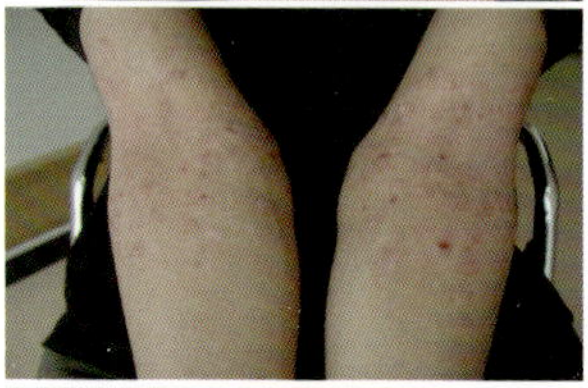

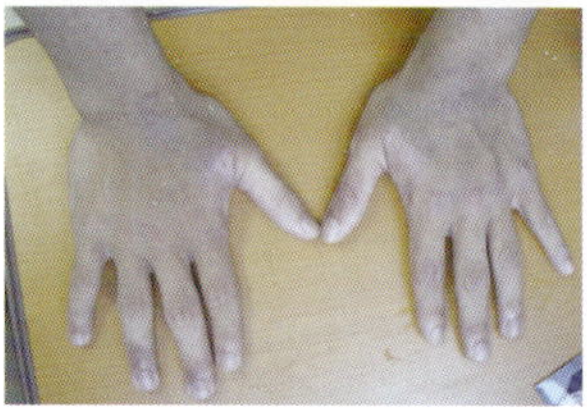

写真７　ステロイド剤をやめ、リバウンドしてひどくなったアトピー性皮膚炎も、2カ月後に跡形もなくなった（本文148頁）

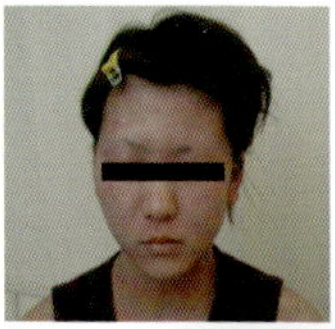

初診時

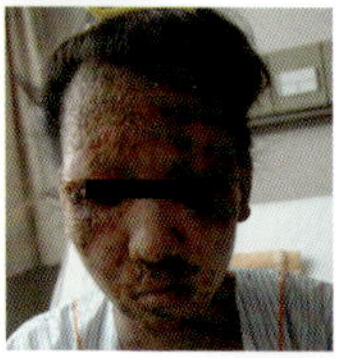

１カ月後

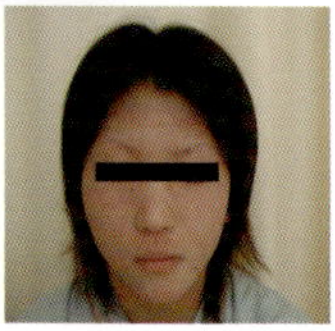

２カ月後

写真８　アトピー性皮膚炎の悪化状態から6週後には、ここまで回復した（本文150頁）

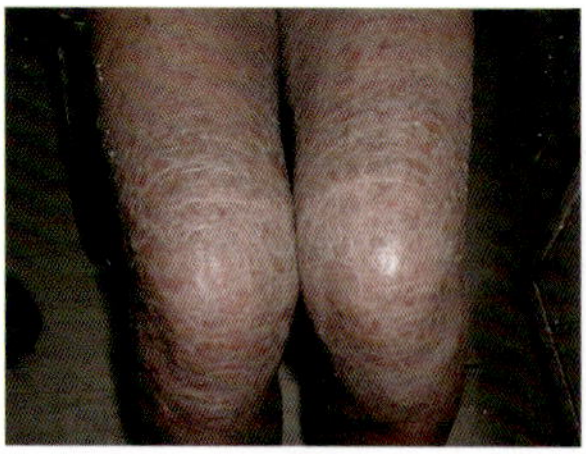

６週後

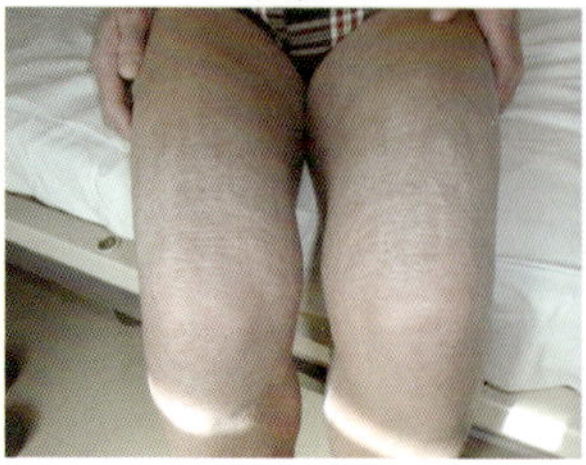